Ravensburger Freizeit-Taschenbücher Band 40

Sophy Hoare

Yoga

Geschichte, Philosophie und ein komplettes Übungsprogramm

Otto Maier Verlag Ravensburg

Deutsche Erstausgabe
Die englische Originalausgabe erschien unter
dem Titel »Yoga« bei Macdonald Educational Ltd. (ISBN 0-356-06412-3)

Übersetzt von Udo Tschimmel
Umschlagfoto: Walter Diem
Gesamtherstellung: Appl, Wemding
Printed in Germany

83 82 5 4 3 2

ISBN 3-473-43040-4

Inhalt

Was ist Yoga?

Yoga ist ein uraltes System, das aus Indien kommt. Es besteht aus körperlichen und geistigen Übungen, die die Gesundheit fördern, uns sensibilisieren und aufnahmefähig machen und unsere Weltsicht und Lebensweise verändern. Durch Jahrtausende hindurch hat sich Yoga beständig weiterentwickelt und wurde laufend verbessert, um den wandelnden Bedürfnissen der Menschen gerecht zu werden. Immer jedoch zielte es darauf ab, dem Einzelnen seine volle Entfaltung als Mensch zu ermöglichen, um dann in den Bereich des göttlichen Bewußtseins überzuleiten. Das Wort Yoga entstammt der gleichen Sanskrit-Wurzel wie das Wort Joch. Mithin beinhaltet es das Einfügen der eigenen Person in eine Lebensweise oder -regeln. Man kann Yoga in jeder Lebenssituation anwenden. Es heißt, daß es so viele Formen des Yoga gibt wie Yogis, denn jeder kann das System ohne Einschränkung seinen eigenen Bedürfnissen anpassen. Wenn aber auch viele Arten von Yoga existieren, um den vielen Bereichen des menschlichen Handelns gerecht zu werden, so sind doch alle Formen des Yoga eng miteinander verbunden. Eines der gemeinsamen Hauptziele besteht darin, einen vollkommenen Menschen zu schaffen, der gesund und glücklich unter seinen Mitmenschen lebt. Zu den wichtigsten Vorstellungen im Yoga zählt die Erkenntnis, die jeder, der Yoga ausübt, erlangt, daß alle Dinge, lebende und leblose, im gesamten Universum zusammenhängen. Es gibt nichts, was nur für sich existiert. Der Dichter John Donne hat dies mit den Worten ausgedrückt: »Niemand ist eine Insel.« In diesem Sinne wird die Einheit alles Existierenden oft als das »Anjochen« oder die »Verbindung« verstanden, die im Wort Yoga enthalten ist.
Obwohl jeder Mensch, gleich welcher Religion oder welchen Glaubens, ein Yogi sein kann, kommt der geschichtliche Hintergrund von Yoga hauptsächlich aus der Tradition des Hinduismus. Aus diesem Grunde wurde die mystische Erfahrung der Yogis, die als »Samadhi« oder Erleuchtung bekannt ist, in der hinduistischen Denkweise als Kontakt mit Brahman, dem höchsten Geist gedeutet.
Samadhi ist eine individuelle Erfahrung, aber die Beschreibungen stimmen fast genau mit den mystischen Erlebnissen aus Religionen in anderen Kulturkreisen überein. Deshalb wird Yoga oft fälschlicherweise als Religion angesehen. Doch Yoga ist keine Religion, denn es verlangt nicht die Befolgung irgendeines Dogmas, das den Glauben an einen

Propheten oder an durch »göttliche Eingebung« entstandene Schriften vorschreibt.
Yoga ist eine Technik der persönlichen Entwicklung, die schon lange vor jedem philosophischen System bestand. Am einfachsten findet man heraus, was Yoga ist, indem man es ausübt. Auf diese Weise lernt man die vielen Gesichter des Yoga kennen, wie sie in der Bhagavadgita beschrieben sind, einem bedeutenden Werk über Yoga, dessen älteste Teile vielleicht aus dem dritten Jahrhundert vor Christus stammen:
Yoga ist Gleichgewicht von Erfolg und Mißlingen.
Yoga ist verständiges Leben durch Handeln.
Yoga ist das höchste Geheimnis des Lebens.
Yoga ist der Erzeuger grenzenlosen Glücks.
Yoga resultiert aus Selbstbeherrschung.
Yoga ist Nicht-Bindung.
Yoga ist der Zerstörer von Schmerz.
Yoga ist Klarheit.

Auf diesem Bild aus dem 17. Jahrhundert, das Krishna in verschiedenen Gestalten zeigt, sieht man ihn links unten als Yogi auf der traditionellen Yoga-Matte, einem Tigerfell, sitzen.

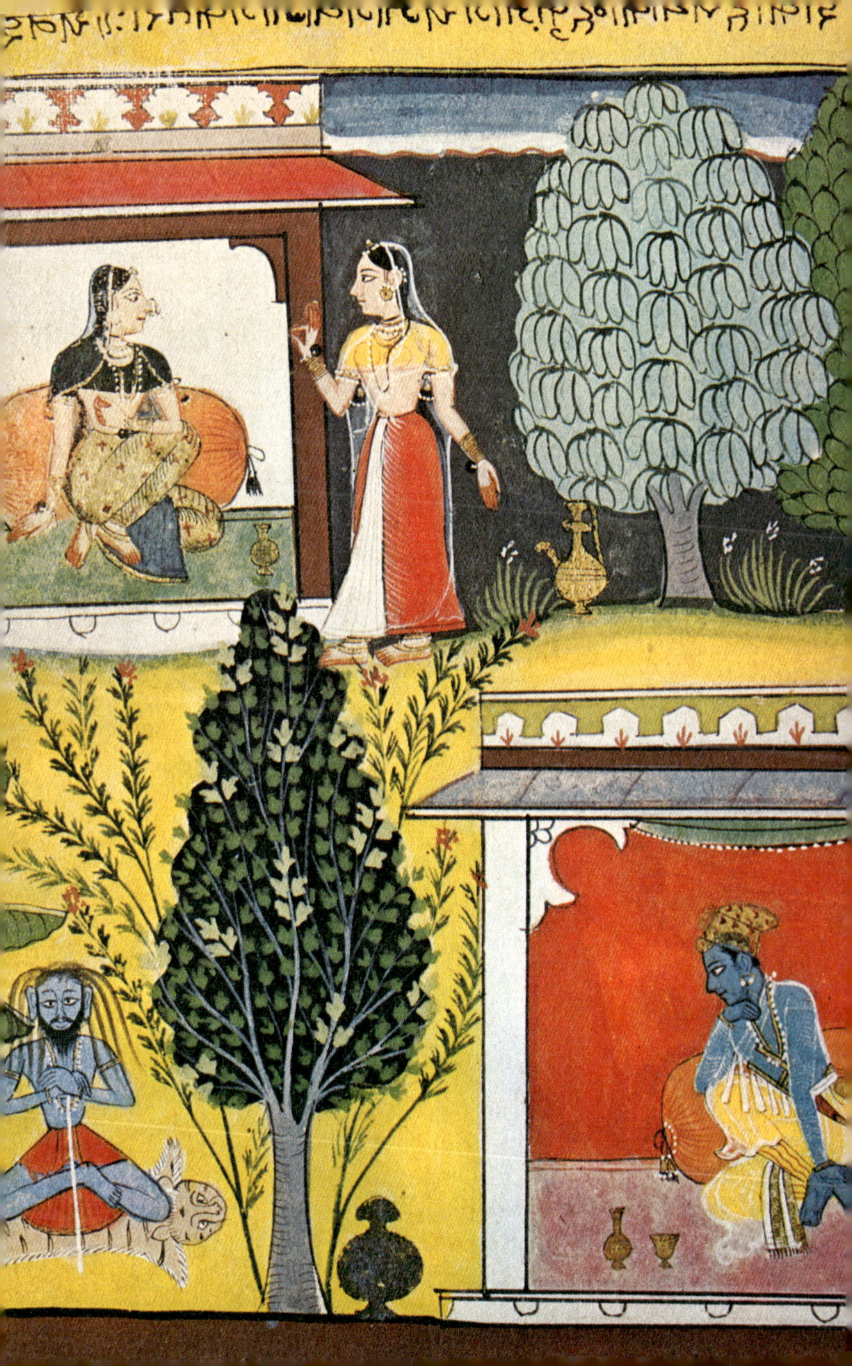

Die Wurzeln des Yoga

Die Geschichte des Yoga ist nur unvollständig überliefert. Im Ursprungsland Indien hat man dem Studium der Geschichte nie eine solche Bedeutung beigemessen wie im Westen, denn das indische Denken hat sich schon immer mehr mit dem Transzendieren der Zeit als mit ihrer Aufzeichnung beschäftigt. Für diejenigen Historiker, die sich mit den Hintergründen des Yoga auseinandersetzen, war es schwierig oder sogar unmöglich, solche Fakten wie Daten und Verfasser von Werken über Yoga zu ermitteln.

Das früheste Zeugnis von Yoga ist archäologischer Natur. Ausgrabungen, mit denen in den zwanziger Jahren in Indien begonnen wurde, förderten Zeugnisse einer alten Zivilisation zutage, die bereits 3000 v. Chr. oder noch früher ihre Blütezeit hatte. Unter den Funden sind einige steinerne Siegel mit gottähnlichen Figuren in Yogastellungen. Eine der Figuren ist als der Hindu-Gott Shiva identifiziert worden, der mythologische Begründer des Yoga. Yoga-Techniken bestanden vermutlich schon lange vor der Ankunft der Arya-Kultur, deren Herrschaft die Entstehung des Hinduismus prägte.

Die früheste Erwähnung von Yoga als Fachausdruck findet sich in den Veden. Dies ist eine Sammlung von Hymnen und philosophischer Dichtung, die in der gewaltigen Zeitspanne von 2000 Jahren entstanden und lange vor ihrer Niederschrift mündlich überliefert wurden. Die Veden zeichnen die Entwicklung der frühen indischen Religionsbegriffe nach – von einer polytheistischen Naturverehrung, in der das Ritualopfer eine zentrale Rolle spielte, bis zu einer Religion, die eine einzige absolute Wirklichkeit anerkannte und die unbegrenzt und alldurchdringend war. Nicht ein allmächtiger personifizierter Gott wurde zum obersten Prinzip, sondern ein abstrakter Begriff des Absoluten. In den frühen Veden wird dies als »Dieses Eine« erwähnt (Tad Ekam) und im späteren Teil der Veden – Upanishaden genannt – als Brahma.

Die Einheit von Brahma bildet die Grundlage des Vedanta, der bedeutendsten Schule der hinduistischen Philosophie und wird in viele spätere Schriften über Yoga miteinbezogen. Sie wird in den wichtigsten Lehren der Upanishaden ausgedrückt, von denen die bekannteste lautet: »Tat tvam asi« – »Das bist du«. Mit anderen Worten: alles ist Brahma. Diese Wahrheit wird erkannt durch Meditation, Lernen und Verehrung – durch die Ausübung von Yoga. In der Katopanishad heißt es: »Wenn die fünf Sinne und der Geist ruhig sind, und der Verstand in Stille verharrt, dann beginnt der höchste Pfad. Diese ruhige Beständigkeit der Sinne wird Yoga genannt.« Hier wird Yoga als Technik zur Erreichung eines höheren Bewußtseinszustandes beschrieben. In Hindu heißt Veda Weisheit, und in der hinduistischen Philosophie werden die Veden und Upanishaden als göttliche Offenbarungen angesehen, als Wahrheiten, die den Rishis oder alten Sehern kundgetan wurden. Sie sind die Wurzeln der Philosophie, innerhalb deren Rahmen sich Yoga entwickelte, und sie gestatten uns Einblicke in frühe Yoga-Techniken.

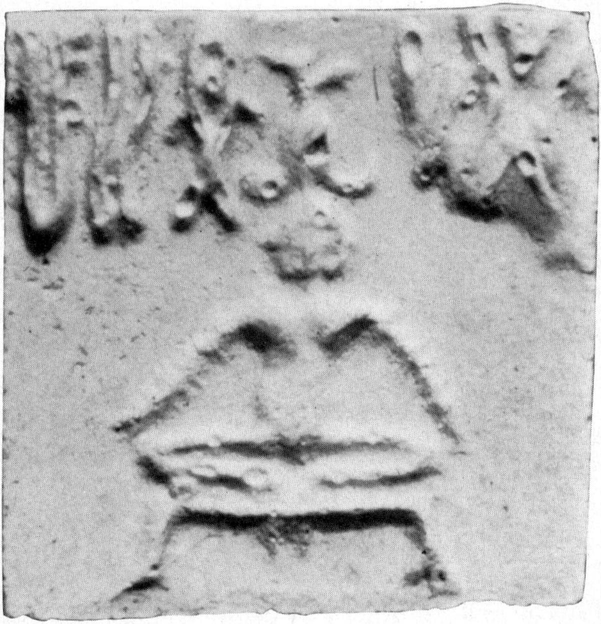

Eine der ältesten bekannten Darstellungen eines Yogi. Diese Gestalt auf einem Steinsiegel stammt von etwa 2500 v. Chr. und wurde in Mohenjo-Daro im Indus-Tal gefunden. Lange bevor Nordindien von den arischen Stämmen eingenommen wurde, erlebte dort eine alte Zivilisation ihre Blütezeit. Die Siegel tragen eine Schrift, die man noch nicht entziffert hat.

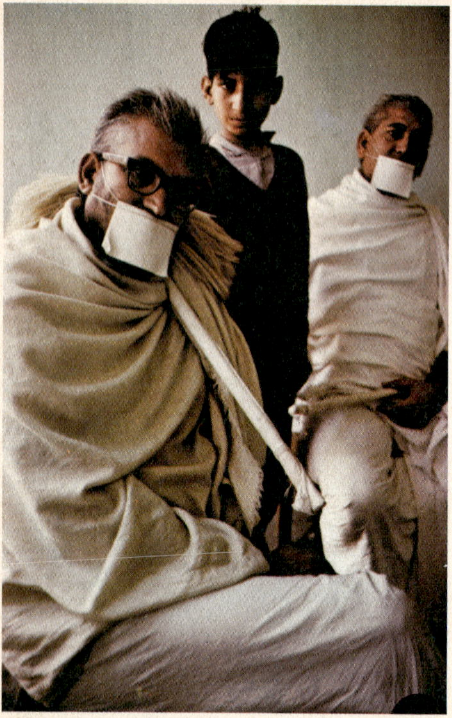

Jaina-Mönche. Die Religion des Jainismus ist etwa so alt wie der Buddhismus. Seine wichtigste Doktrin, Ahimsa, Ehrfurcht vor allem Lebendigen, wird bis ins Extrem praktiziert. Die Mönche tragen Masken, um zu vermeiden, daß sie Mikroben einatmen und dadurch töten.

Die Bhagavadgita

Im dritten Jahrhundert vor Christus wurden die ältesten Teile des bedeutendsten und bekanntesten Werkes über Yoga verfaßt, die Bhagavadgita. Sie ist eine Dichtung innerhalb eines langen Epos, dem Mahabharata und beschreibt einen Dialog zwischen dem Gott Krishna und dem Krieger Arjuna über die Philosophie und Ausübung des Yoga. Krishna symbolisiert den kosmischen Aspekt von Brahma. Die Bhagavadgita beschreibt verschiedene Wege des Yoga: Yoga der Tat, der Verehrung und des Wissens. Auch schildert sie die Eigenschaften des vollkommenen Yogi, gleich welchen Pfad er beschreitet. Charakteristisch für das Werk ist die Betonung des aktiven Lebens, durch das die Befreiung erreicht wird. Die Bhagavadgita hält geistige Unterweisung für jeden bereit – nicht nur für diejenigen, die der Welt zugunsten eines besinnlichen Lebens entsagen. Obwohl sie sich im Rahmen der hinduistischen

Buddha – einer der größten Yogis. Diese Statue aus dem 7. Jahrhundert stammt aus Tibet.

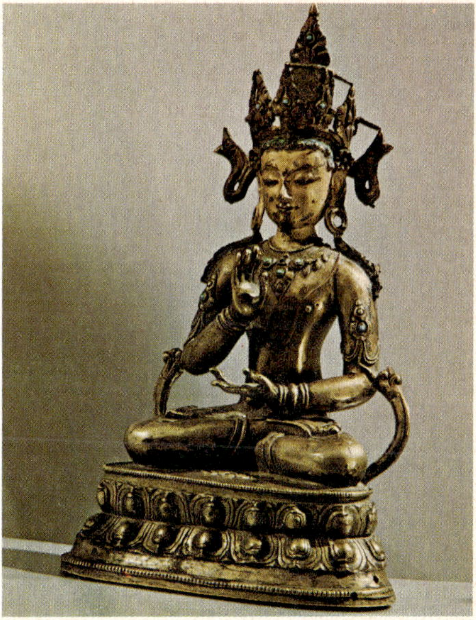

Arjuna mit seinem Wagenlenker Krishna ist für die Schlacht gerüstet. Diese Schlacht ist Teil der Handlung in dem Epos Mahabharata, das die Bhagavadgita enthält.

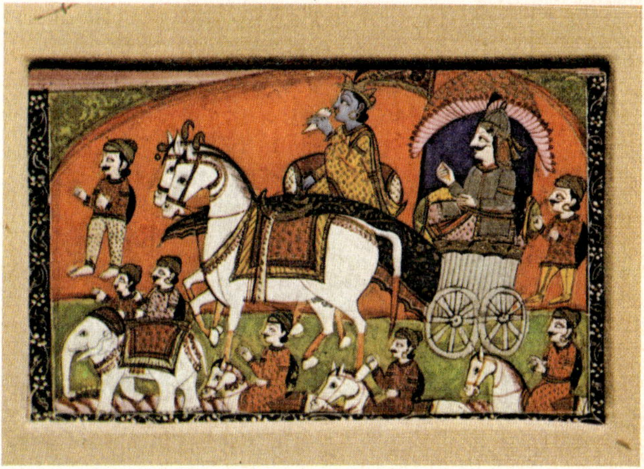

Philosophie bewegt, können die von ihr vermittelte Lebensweise und Yoga von Menschen jeder Rasse und jeden Glaubens zum Erreichen größerer Zufriedenheit befolgt werden.

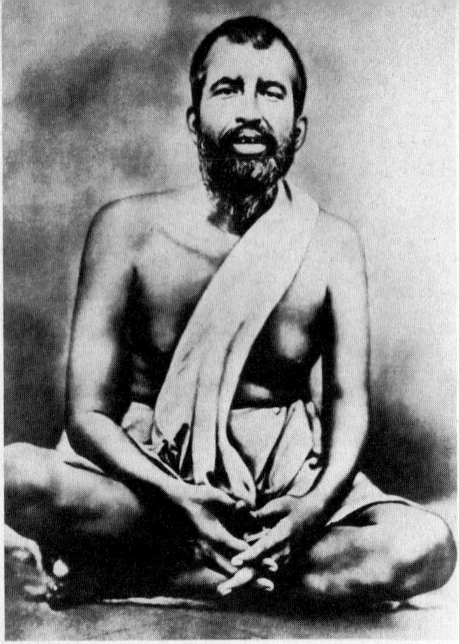

Ramakrishna, ein Heiliger und Yoga-Philosoph, der in der zweiten Hälfte des 19. Jahrhunderts lebte.

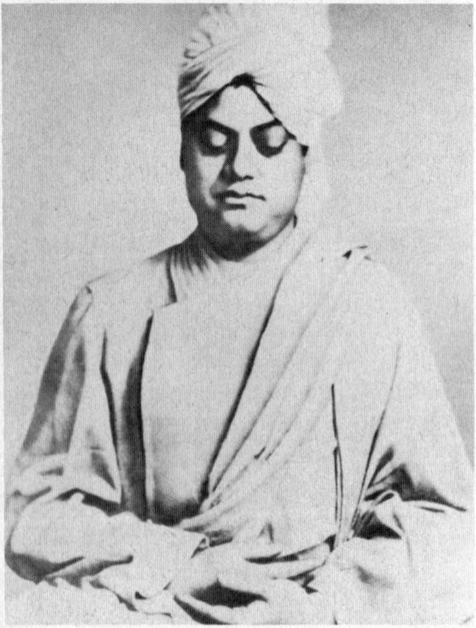

Vivekenanda (1863–1902) war ein berühmter Philosophie-Gelehrter und Schüler von Ramakrishna. Er entsagte seinen Reichtümern, wurde ein Sannyasin, gründete Ashrams (Yoga-Schulen) und verbreitete Ramakrishnas Lehren in der ganzen Welt. Er war ein sehr tatkräftiger Mann, der vermutlich am meisten dazu beitrug, den Westen mit Hinduismus und Yoga vertraut zu machen.

Der klassische Yoga

Zur Zeit Bhuddas bildeten sich die Hauptströmungen des philosophischen Denkens in Indien zu eigenständigen Systemen heraus. Eines der »orthodoxen« Hindu-Systeme war der klassische Yoga, der vermutlich etwa im zweiten Jahrhundert nach Christus schriftlich in den Yoga-Sutras niedergelegt wurde, die man Patanjali zuschreibt. Zwei Bewegungen, die zu unabhängigen Religionen heranwuchsen, waren der Buddhismus und der Jainismus. Sie trennten sich vom Hinduismus, weil sie sich außerhalb dessen sozialer und religiöser Hierarchie entwickelten. Aber beide übernahmen Methoden des Yoga, ebenso wie viele der Sekten, die während der ersten Jahrhunderte nach Christus innerhalb des Hinduismus entstanden.

Yoga ist keine Religion

Im Yoga gibt es die uralte Tradition, daß der Lehrer den Schüler direkt unterrichtet. Religiöse Dogmatiker und andere begegneten Yoga oft mit Mißtrauen, weil es eine Methode der persönlichen Entwicklung ist, die nur den Glauben an die eigenen Möglichkeiten, nicht aber an ein

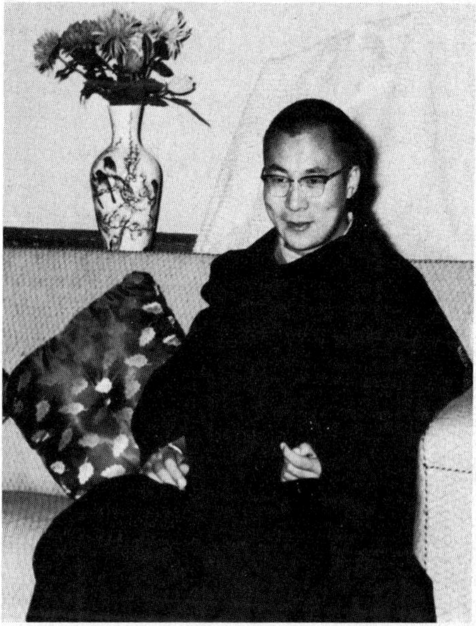

Der Dalai Lama, geistiger Führer Tibets, ist ein moderner Yogi, der von seinen Anhängern als göttliche Inkarnation verehrt wird.

Dogma verlangt. In den Veden wird eine Gruppe von Leuten mit dem Namen Vratyas erwähnt, die vielleicht frühe Yogis waren. Sie gehörten einer geheimen und heiligen Bruderschaft an, die den Gott Rudra (später mit Shiva gleichgesetzt) verehrte und Yoga-Techniken wie Pranayama ausübten. Sie waren aus dem Kastensystem Ausgestoßene, unter denen sich sogar »Unberührbare« fanden. Die Upanishaden, die von der direkten Erfahrung der Wahrheit berichten, die ein Mensch durch Kenntnis seiner selbst erlangen kann, galten als geheime Lehren. Upanishad bedeutet wörtlich ›nahe sitzen‹, d. h. bei einem Lehrer sitzen und von ihm lernen. Die in ihnen beschriebene mystische Erfahrung verzichtet auf abergläubische Rituale und damit auch auf eine Priesterklasse, die diese ausführt.

Vom Beginn des Christentums bis zum Mittelalter wurden Yoga-Methoden von vielen religiösen Schulen und Sekten aufgenommen, meist in Form geheimer Lehren. Die Yoga-Upanishaden, die Tantra und die Klassiker des Hatha-Yoga sind in fast unverständlicher, symbolischer Sprache abgefaßt und bedürfen zu ihrem Verständnis eines eingeweihten Lehrers. Zu jedem Originaltext über Yoga gibt es Dutzende Kommentare. Sogar in einer Gesellschaft, die in Yoga eine wertvolle Möglichkeit der Selbsterkenntnis sieht, weist seine praktische, experimentelle Natur darauf hin, daß man es am besten von einem Lehrer lernt. Ein Buch kann dabei als zusätzlicher Führer dienen.

Buddha unterrichtet seine Schüler. Der Buddhismus entspringt demselben kulturellen Hintergrund wie die Hindu-Philosophien. Buddha selbst hinterließ keine Schriften.

Die Philosophie des Yoga

Die Wurzeln der indischen Philosophie finden sich in der alten Literatur der Veden, vor allem in den Upanishaden. Nach den ersten nachchristlichen Jahrhunderten hatten sich sechs verschiedene philosophische Systeme im Hinduismus herausgebildet: Vedanta, Samkhya, Yoga, Nyaya, Vaisesika und Mimamsa. Ein Großteil der Yoga-Literatur gründet auf den Vedanta-, Samkhya- und Yoga-Schulen, wobei man die beiden letzteren meist zusammenfaßt, da sie sich kaum unterscheiden.

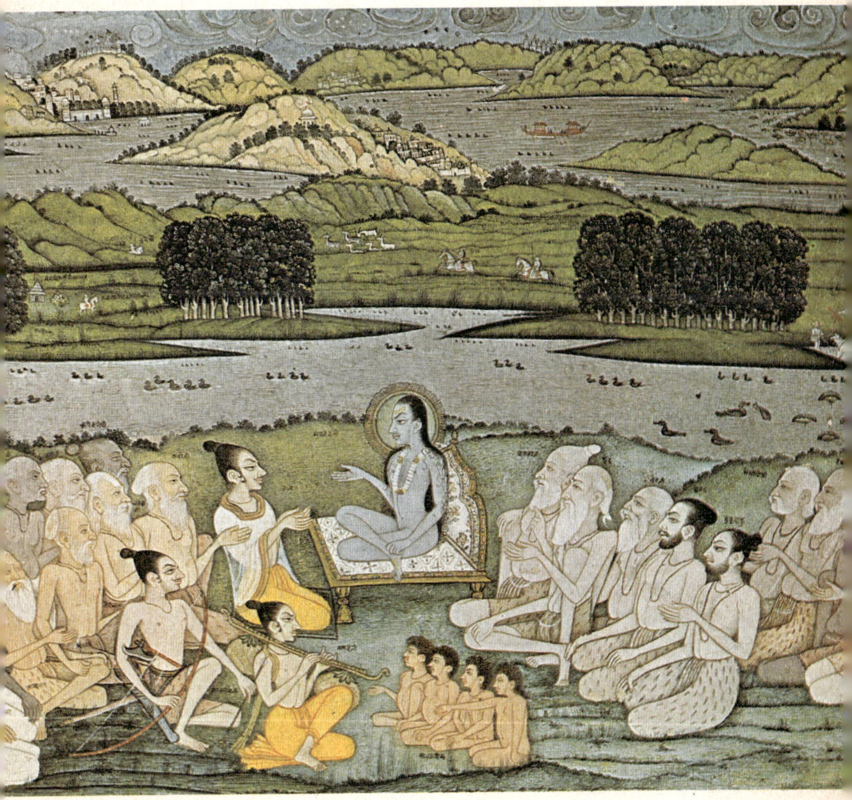

Diese Systeme hatten mehrere gemeinsame, grundlegende Vorstellungen. Erstens: das Leben ist voll von Leiden. Das beinhaltet, daß mit unserer Lebensweise etwas nicht stimmt, denn sie ist vielleicht nur ein Teilaspekt der Wahrheit. Zweitens: man kann sich vom Leiden befreien, indem man die Wahrheit voll erkennt. Diese Art des Wissens, die man durch eine Innenschau auf die Grundlagen des Ich erfährt, taucht als eine direkte Wahrnehmung auf, die unser Alltagsbewußtsein übersteigt. Die verschiedenen Wege zum Wissen um das Selbst werden Yogas genannt. Dies verdeutlicht, daß sich der indische Begriff von Philosophie vom westlichen unterscheidet. In Indien gilt Philosophie als ein Mittel zur menschlichen Weiterentwicklung, das sich nicht von Religion oder Lebensweise trennen läßt. Es gibt kein indisches Wort, das genau unserem Wort Philosophie entspricht. Die nächstliegende Entsprechung findet sich in Darsana, das wörtlich Sicht bedeutet, d. h. Wahrnehmung der Realität. Eben diese intuitive Erfahrung ist der Angelpunkt der indischen Philosophie. Sie wird mit vielen Namen belegt – Samadhi, Nirvana, Kaivalya, Mukti (Befreiung) –, ist aber eigentlich nicht zu beschreiben. Um diese Erfahrung herum hat sich ein Denkgebäude mit einem immensen Fachvokabular gebildet, um sie sowohl mit den Begriffen der Philosophie und Kosmogonie zu erfassen, als sie auch praktisch zu erleben. In allen Schulen der indischen Philosophie gibt es diese eine zentrale Erfahrung, aber die Interpretation und die Terminologie unterscheiden sich.

Reinkarnation – das Rad des Lebens

Als Ursache für das menschliche Leiden wird das Unwissen um das Wesen des wahren Ich angesehen, diesen Geist im Menschen, der jenseits von der Person steht und unsterblich ist. Im Vedanta-System heißt diese Unwissenheit Avidya und Aviveka im Samkhya-Yoga. Während die Christen das Leiden als Strafe für die Erbsünde ansehen, glauben die Hindus, daß die wahre Natur des Menschen Gott ist, aber daß man dies nicht erkennt. Die Seele bleibt durch den Körper an die Welt gebunden, solange sie ihr wahres Wesen nicht erkannt hat. Befreiung wird erst auf einer Stufe der geistigen Entwicklung erlangt, die kaum ein Mensch innerhalb eines einzigen Lebens erreicht. Nach dem Tode kehrt die Seele in einem neuen Körper auf die Welt zurück und wiederholt diesen Vorgang, bis sie die letzte Stufe ihrer Entwicklung erreicht hat. Dieser ewige Zyklus heißt Kreislauf des Lebens oder des Werdens (Samsara), im Gegensatz zum Zustand des Seins bei der Befreiung. Für den Hindu ist die Wiedergeburt kein »Leben nach dem Tode«, weil die reinkarnierte Seele noch immer an die Zeit gefesselt ist, und ihr Schicksal noch

Das Rad taucht als Symbol in der Kunst des Ostens immer wieder auf. Es stellt den ewigen Kreislauf des Lebens dar.

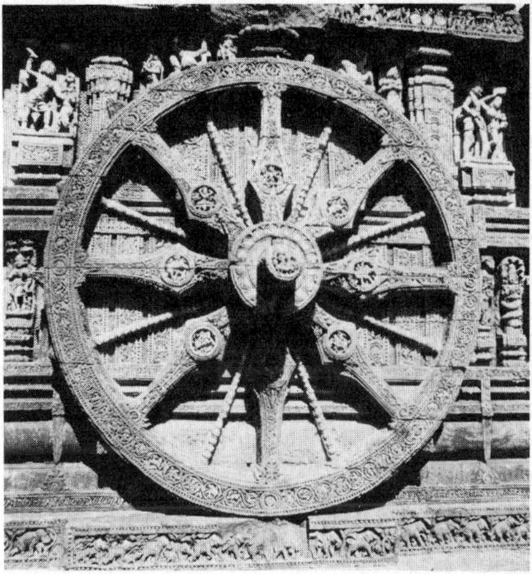

darin besteht, aus Zeit und Wiedergeburt zu entkommen. Doch eigentlich ist es tröstlich zu wissen, daß der Fortschritt des Menschen in seinen eigenen Händen liegt; nach dem Tod hat er eine weitere Gelegenheit, sich geistig weiterzuentwickeln.

Karma

Karma bedeutet Handlung. Handeln, so heißt es, bestimmt den Fortschritt der Seele. Das Gesetz des Karma besagt, daß wir ernten, was wir säen und daß jedermann die Folgen einer jeden Handlung und eines jeden Gedankens tragen muß, auch wenn sie erst später kommen. Wenn die Folgen eintreten, ist das Karma »gereift«. Die karmische Lehre ist als fatalistisch ausgelegt worden. Zwar kann man den Konsequenzen von vergangenen Handlungen nicht entfliehen (selbst Erleuchtete müssen ihr Menschenleben weiterführen, bis alles vergangene Karma ausgereift ist), doch wird die Zukunft durch die Art und Weise der gegenwärtigen Handlungen bestimmt. Dieser Teufelskreis, so heißt es, kann durch das Befolgen des Yoga-Weges durchbrochen werden.

Samkhya-Yoga

Die oben beschriebenen Vorstellungen existieren in allen Hindu-Systemen. Charakteristisch für das Samkhya-Yoga-System, das den philosophischen Hintergrund der Yoga-Sutras von Patanjali darstellt, ist seine ausführliche Evolutionstheorie.

Die Natur trägt den Namen Prakriti. Sie besteht aus drei Elementen, den Gunas, die sich wie Fäden durch die gesamte Materie ziehen (Guna bedeutet Seil). Die Gunas sind: Tamas, die Macht der Dunkelheit und Trägheit, Rajas, die Macht der Energie, und Sattva, Licht und Harmo-

Der Lotus ist ein in der östlichen Philosophie oft verwendetes Symbol, das die geistige Entwicklung des Menschen darstellt. Die Wurzeln im Schlamm symbolisieren den physischen Zustand, der durch das Wasser aufsteigende Stengel steht für die intuitive Suche, und die sich im Sonnenlicht öffnende Blume symbolisiert spirituelle Erfüllung.

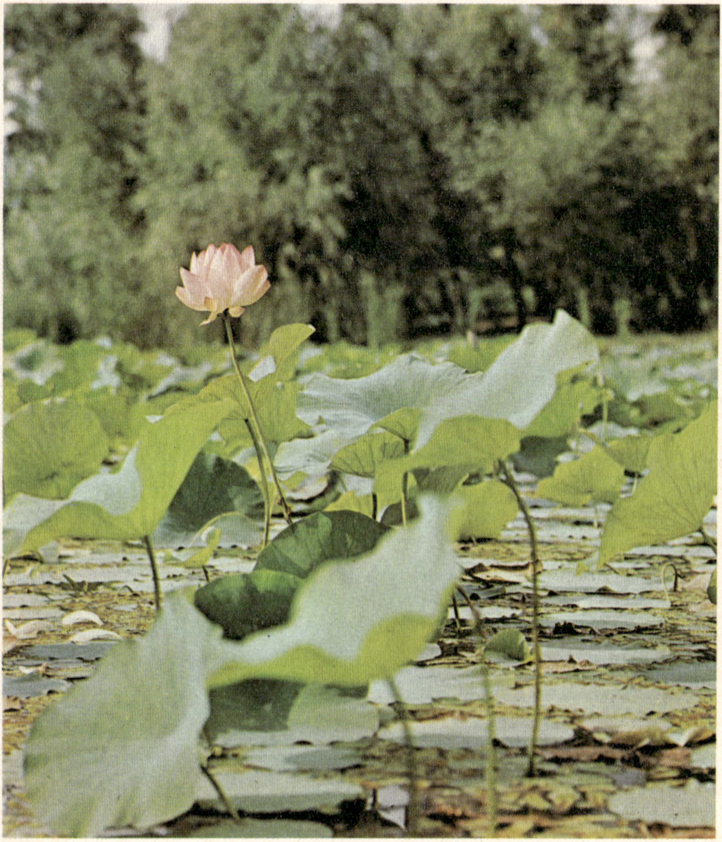

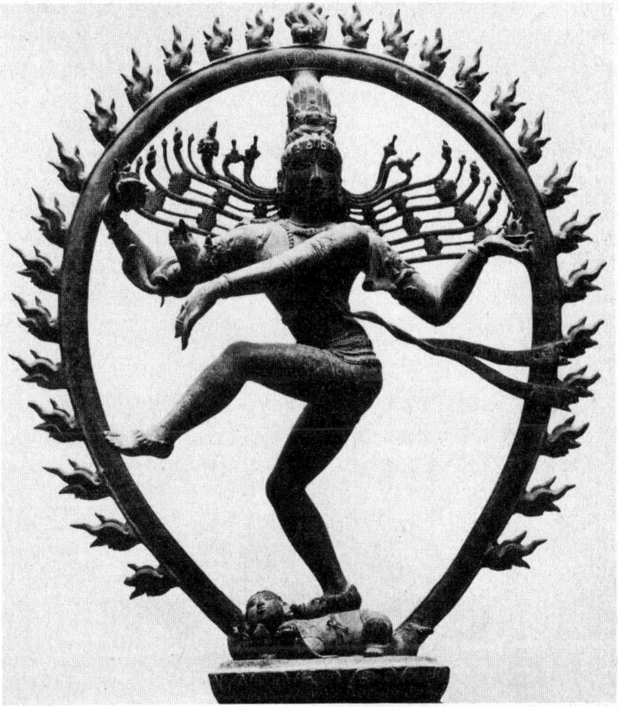

Shiva, die Lebenskraft darstellend, wird im Saivismus verehrt und tanzt in einem Feuerkreis.

Vishnu, der Erhalter des Lebens, wird im Vaisnavismus verehrt und sitzt auf einer zusammengerollten Schlange.

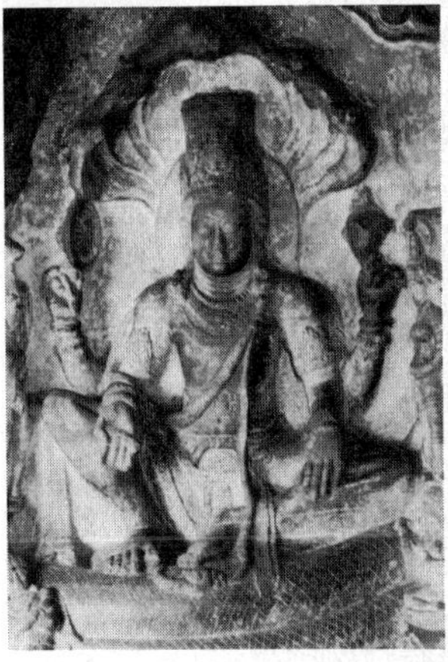

nie. Das Wesen einer Sache wird durch das Verhältnis dieser drei Elemente in ihr bestimmt. Im Menschen manifestiert sich Tamas als Unwissenheit, Rajas als Verlangen und Energie und Sattva als Glück und Ausgeglichenheit. Das menschliche Bewußtsein setzt sich aus dem gleichen Stoff zusammen wie alle andere Materie. Bevor Prakriti zur Welt wurde, existierte es in einem gestaltlosen Zustand, in dem sich die Gunas in vollkommenem Gleichgewicht befanden. Diese Balance wurde durch die Reflexion des höchsten Selbst in Prakriti gestört, und die folgende Aktivität der Gunas schuf die Welt.

Unsere Welt ist nicht die einzige, die existiert; immer wieder wird das Universum aufgelöst, zurückgenommen und nach einer Zeit der Ruhe neu gebildet. Diese Auflösungen heißen Pralayas. Prakriti ist nur in Bewegung, solange sich der Geist mit ihr identifiziert. Damit sich nun der Mensch von der dauernd wandelnden (und deshalb leidenden) materiellen Welt befreien kann, muß er den Vorgang umkehren und sich von Prakriti lösen, indem er den fundamentalen Unterschied zwischen ihr und seinem wahren Selbst, Purusa, erkennt. Das Bewußtsein eines Menschen von seinem »Ich« entsteht durch die Gleichsetzung von Purusa mit Prakriti. Purusa selbst ist reines Bewußtsein, jenseits von Ich und Leid.

Patanjalis Yoga-System will den Geist durch sittliches Verhalten und Meditation verfeinern, bis er rein genug ist, um Purusa – das wahre, unabhängige Selbst – widerzuspiegeln. Der Pfad zur Selbsterkenntnis ist Vairagya, Leidenschaftslosigkeit, und Abhyasa, Übung.

Vedanta

Der Name Vedanta bedeutet »Ende der Veden«, d. h. der Upanishaden. Der Hauptgedanke des Vedanta ist ebenso einfach wie die Aussage der Upanishaden, »Tat tvam asi« (das bist du): alles ist eins. Für den Vedanta gibt es nur eine Wirklichkeit, Brahma. Das Selbst (Atman, was dem Purusa des Samkhya entspricht) ist eine Facette von Brahma. Die Welt heißt Maya, was manchmal mit Illusion übersetzt wird. Obwohl Brahma in allen Dingen ist, erkennen wir ihn normalerweise nicht in ihnen, sondern sehen nur ihre äußere Form. Wenn man sich selbst kennt, dann kennt man die Wirklichkeit, denn Brahma ist in allem. Nach dem Vedanta ist Schöpfung Selbst-Vergessenheit und Wirklichkeit Selbst-Bewußtheit. Selbst-Vergessenheit ist Avidya, die Ursache des Leidens.

Obwohl sich die Hindu-Systeme in ihrer Theorie unterscheiden, gleichen sie sich in der Praxis. Das Ziel des Pfades, den die vielen Yogas bilden, heißt Befreiung.

Die verschiedenen Formen des Yoga

Es gibt viele verschiedene Arten von Yoga, doch sind sie nicht gegensätzlicher Natur. Man hat sie mit den einzelnen Fasern eines Seils verglichen. In der Praxis läßt sich eine Art von Yoga nicht ohne andere Yoga-Formen leben. Alle Yoga-Pfade führen zum selben Ziel und gehen von bestimmten grundlegenden Verhaltensregeln aus, die Yama und Niyama heißen. Yama ist eine Reihe von Geboten, die Gewalt, Diebstahl, Begierde, Unredlichkeit und Maßlosigkeit untersagen. Niyama sind Verhaltensregeln: Reinheit, Strenge, Zufriedenheit, Lernen und Hingabe an Gott. Diese zehn Gebote sind alle positiv in ihrer Bedeutung. Gewaltlosigkeit, das wichtigste der Yamas, von denen die anderen entstammen, ist Liebe und Mitleid für alles Existierende. Selbst wenn man kämpfen muß, wie Arjuna in der Bhagavadgita, dann muß man es ohne Haß oder Heimtücke tun. Zufriedenheit ist nicht Selbstgefälligkeit, sondern ein Aufgeben der überflüssigen Dinge im Leben, wie auch das Verlangen nach ihnen, um so die Erfüllung durch das Wesentliche zu erlangen. Patanjali sagt: »Zufriedenheit bringt höchstes Glück.«
Wenn man Samadhi erreicht, befolgt man auch Yama und Niyama, denn in Samadhi erkennt man die Einheit aller Dinge, und das Wohlergehen der anderen wird gleichbedeutend mit dem eigenen Wohlergehen. Bevor man Samadhi erfährt, werden Yama und Niyama als Teil der Yoga-Trainingsdisziplin praktiziert, denn sie tragen dazu bei, die egozentrische Sicht zu schwächen.

Die drei Yogas der Bhagavadgita

Die Bhagavadgita beschreibt drei große Pfade des Yoga, die Pfade der Weisheit, der Handlung und der Verehrung: Jnana, Karma und Bhakti.
Jnana-Yoga ist der Yoga des Wissens und der Weisheit. Er wird mit Hilfe von Nachdenken, Meditation und Entsagung ausgeübt. Der Jnana-Yogi ist ein Gelehrter und ein Asket. Krishna beschreibt seine Weisheit folgendermaßen:
»Wenn man die Ewigkeit in den vergänglichen Dingen sieht und die Unendlichkeit in den endlichen Dingen, dann verfügt man über reines Wissen. Sieht man jedoch nur die Vielfalt der Dinge, die Einzelteile und Begrenzungen, dann hat man unreines Wissen. Und wenn man selbstsüchtig ein Ding sieht, als wäre es alles, losgelöst von dem Einen und dem Vielen, dann ist man in der Dunkelheit des Unwissens.«

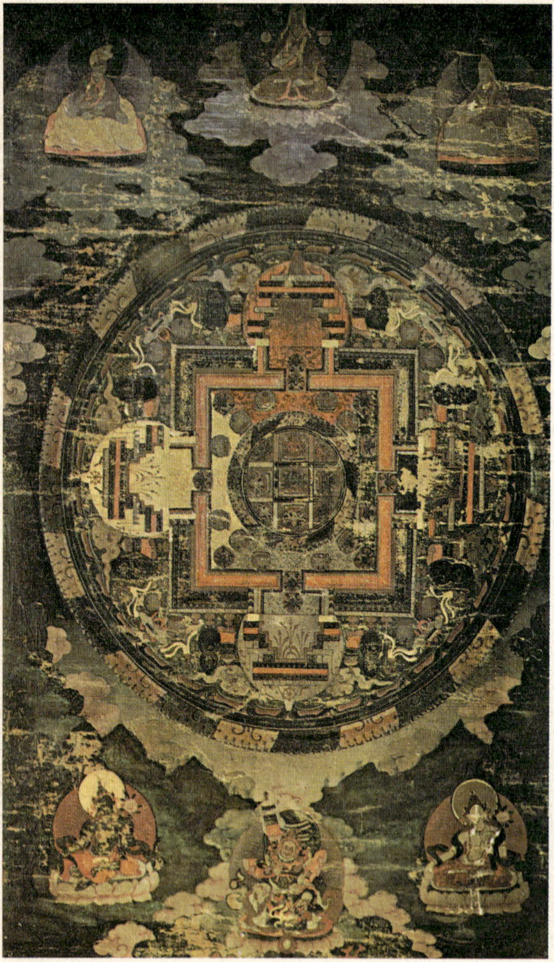

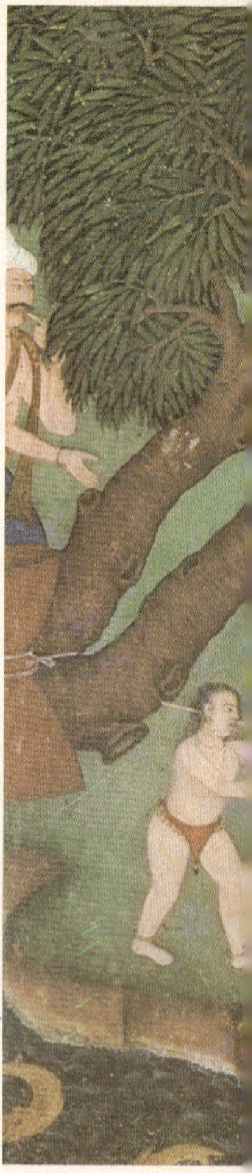

Ein tibetanisches Mandala oder symbolisches Bild. Mandalas enthalten häufig einen quadrierten Kreis, und jedes Detail der Darstellung hat eine spirituelle Bedeutung.

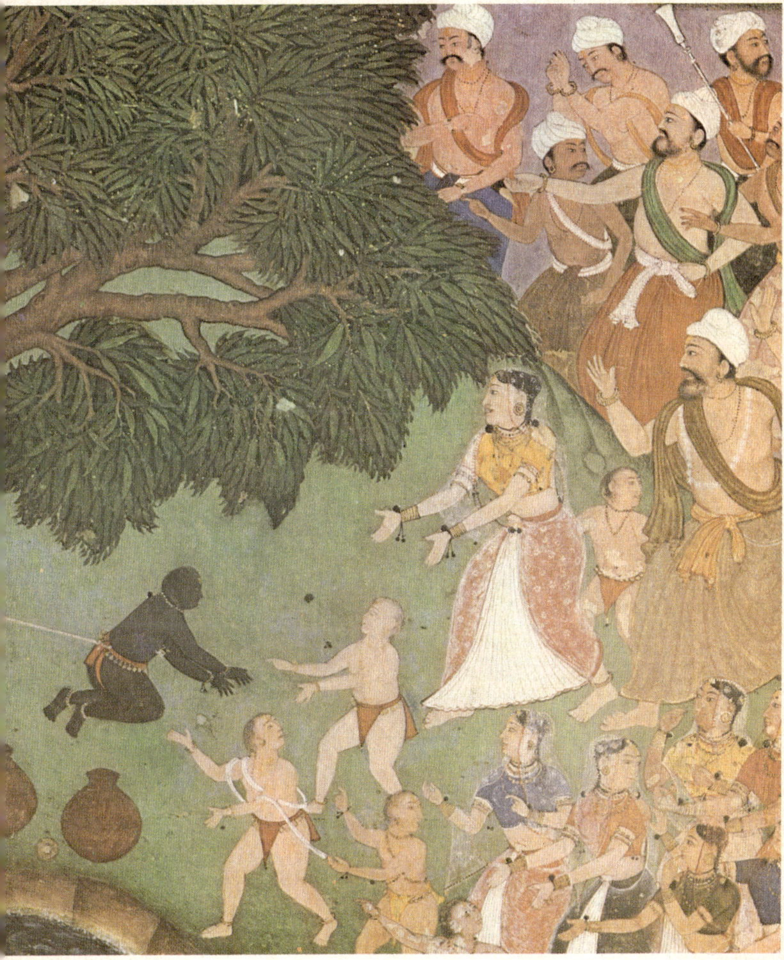

Dieses Bild stellt eine Legende von Krishna als Kind dar (wie er einen Baum niederzieht). Das Kind Krishna wird im Bhakti-Yoga verehrt, ähnlich wie das Jesuskind.

Durch das Verständnis des Intellekts und Meditation über die Einheit aller Dinge und das Wesen des Selbst werden diese Wahrheiten nach und nach selbstverständlich. Intellektuelles Verständnis weicht einer direkten Erfahrung der Wahrheit.

Karma-Yoga ist der Yoga der Handlung. Nach dem Gesetz des Karma zieht jede Handlung weiteres Handeln nach sich – und es ist unmöglich, dies zu verhindern. Die gesamte Schöpfung ist ein fortwährender Wandlungsprozeß und selbst die Entscheidung, nicht zu handeln, ist eine Handlung.

»Nicht durch Unterlassen des Handelns erlangt der Mensch Freiheit vom Handeln. Denn ein Mensch kann keinen einzigen Augenblick leben ohne zu handeln. Hilflos werden alle zum Handeln getrieben. Groß ist

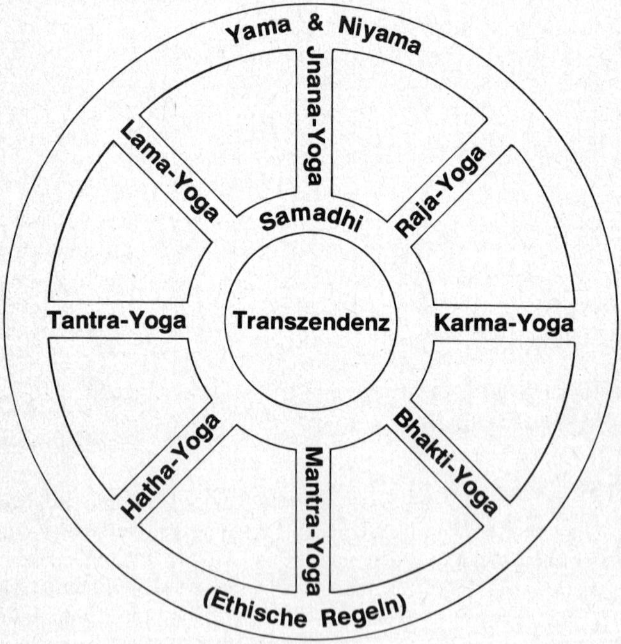

Diese Darstellung zeigt das Verhältnis zwischen den verschiedenen Formen des Yoga. Alle Yogis beginnen mit den ethischen Vorschriften von Yama und Niyama am äußeren Rand des Rades. Alle yogischen Pfade führen zum selben Ziel der geistigen Erleuchtung in der Nabe des Rades.

der, ... der dem Pfad des Karma-Yoga folgt, dem Pfad der geweihten Handlung.«
Karma-Yoga bedeutet leidenschaftslos zu handeln, sich von den Ergebnissen unabhängig zu machen und nicht auf eine Belohnung zu hoffen. Handlungen werden zu Gaben, die dem Wohlergehen der Menschheit oder der Verehrung Gottes dienen. Jede alltägliche Handlung wird zu einer Art Opfer. Das Wort Karma bedeutete ursprünglich in den Veden das eigentliche Opfer für die Götter.
»Wessen Taten frei sind von ängstlichem Streben und ausschweifenden Gedanken, ... der findet wahrlich in jeder Arbeit Frieden: er erwartet nichts, verläßt sich auf nichts und ist immer voller Freude.«
Bhakti-Yoga ist der Yoga der Liebe und Verehrung. Er ist der dritte wichtige Pfad, der in der Bhagavadgita beschrieben wird. Das Wissen um Brahma durch Jnana und Karma Yoga erlangen nur die weisesten und vollkommensten Menschen: »Der Pfad der Transzendenz ist für Sterbliche schwierig zu beschreiten.«
Wenn man Brahma nicht durch Weisheit oder selbstloses Handeln erreichen kann, dann kann man es durch die Verehrung Gottes tun. Der Gott Krishna sagt:
»Denjenigen, die mich mit der reinen Einheit ihrer Seele anbeten, ... vermehre ich, was sie haben und gebe ihnen, was sie nicht haben. Ich bin für alle Wesen derselbe, und meine Liebe ist immer gleich; aber wer mich mit Hingabe verehrt, der ist in mir, und ich bin in ihm. Selbst der schlimmste Sünder muß als rechtschaffen angesehen werden, wenn er mich mit ganzem Herzen verehrt ... Mein Versprechen lautet, daß der, der mich liebt, nicht untergehen wird.«
Diese Worte erinnern an Christus, und die Beschreibungen von Bhakti-Yoga ähneln stark den Schriften einiger christlicher Mystiker.

Tantra-Yoga

Eine der Entwicklungen innerhalb der indischen Philosophie und Praxis war der Tantrismus, der um das vierte Jahrhundert nach Christus auftauchte, sich im Mittelalter weiterentwickelte und seine Blütezeit erlebte und in der indischen Kultur, vor allem in der visuellen Kunst, starken Einfluß hatte. Die Philosophie des Tantrismus ist die Einheit oder Nicht-Dualität des Vedanta, und Samadhi, die geistige Erleuchtung, wird eher durch körperliche Praktiken erreicht. Der Yogi setzt seinen eigenen Körper ein, um zu einer mystischen Erfahrung zu gelangen. Der Körper selbst wird als Tempel des Göttlichen begriffen, da er den Geist im Menschen beherbergt. Auch wird er als Mikrokosmos des Universums und der Götter angesehen. Die Parallelen zwischen Körper und

Kosmos erkennt man durch rituelle Übungen, mit deren Hilfe man die Alltagsebene des Bewußtseins überschreitet. Es werden viele fortgeschrittene Techniken angewendet – unter anderem die Wiederholung von heiligen symbolischen Tönen (Mantras), die Vorstellung von symbolischen Bildern (Yantras und Mandalas), die Verwendung von Licht (Tratak), rituelle Bewegungen (Mudras) und manchmal, als Höhepunkt des Rituals, der Geschlechtsverkehr (Maithuna).
Ein Merkmal des Tantrismus ist die Verehrung des weiblichen Prinzips, das durch die Göttin Shakti dargestellt wird. Denn sie ist die eigentliche kosmische Kraft, die Macht der Schöpfung, und durch die Vereinigung von Shakti mit Shiva, dem männlichen Prinzip und Symbol des reinen Seins, wird die Dualität der Welt überwunden und die eine, ewige Wirk-

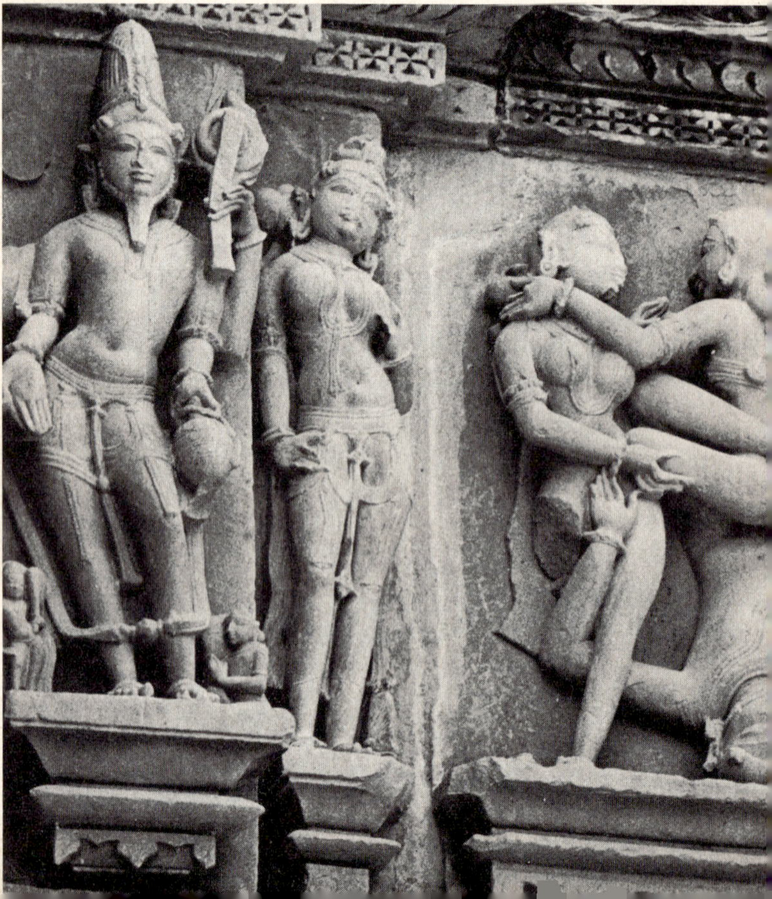

lichkeit wahrgenommen. Mit seinen Versuchen, das Körperhafte ins Göttliche umzuwandeln, ähnelt der Tantrismus der Alchimie. Im Hinduismus war er der Vermittler vieler fremder und exotischer Elemente, besonders aus dem Islam. Außerdem sicherte der Tantrismus den Fortbestand und die Wiederbelebung einiger alter und primitiver Symbole und Rituale.

Teil eines Tempelfrieses bei Khajuraho, der den rituellen Geschlechtsakt (Maithuna) darstellt, der ein Teil des Tantra-Yoga ist. Alles andere als eine ungezügelte Orgie bedeutet er Selbstdisziplin bis zur Zurückhaltung des Samens.

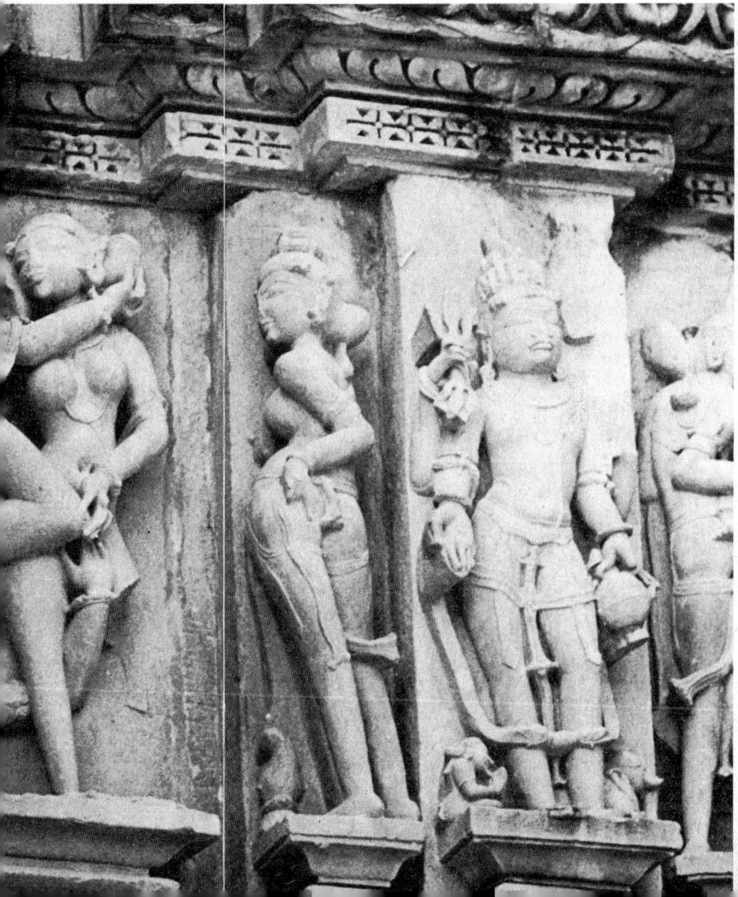

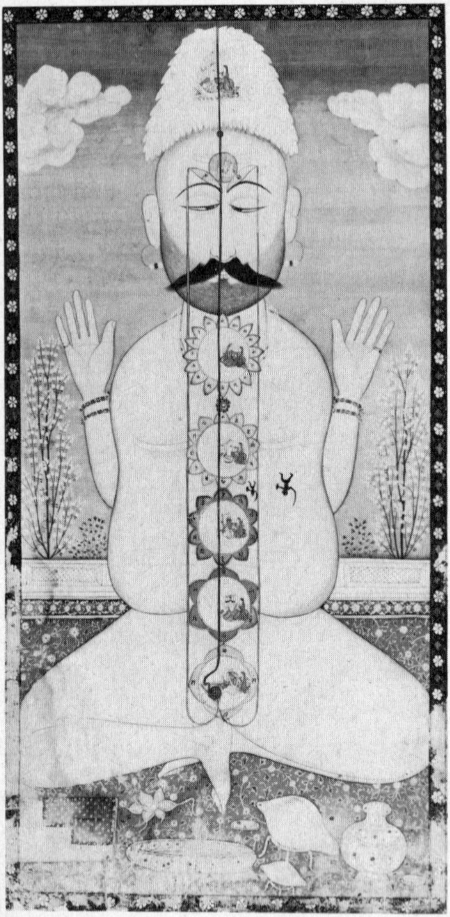

Diese Zeichnung aus dem 18. Jahrhundert zeigt die wichtigsten Chakras oder Energiezentren (wörtlich Räder). Yoga-Übungen zielen darauf ab, diese Zentren anzuregen.

Hatha-Yoga

Ebenso wie Tantra wirkt Hatha-Yoga mit Hilfe des Körpers auf den Geist. Er besteht aus Reinigungstechniken und körperlichen Übungen zusammen mit Meditation. Der allgemein im Westen gelehrte Hatha-Yoga ist ein System von Körperhaltungen (Asanas genannt) und Atemübungen. Hatha-Yoga soll den Körper und den Geist auf die Meditation

vorbereiten. Verschiedene Hatha-Techniken sind jedoch so beschaffen, daß sie auf unmittelbar körperliche Weise zu Samadhi führen.
Einige Stellungen stammen aus sehr alter Zeit, und das Wort Asana findet sich in den Veden; als vollständiges System jedoch ist Hatha-Yoga eine relativ neue Entwicklung. Der Begründer von Hatha Yoga soll ein gewisser Goraksanatha gewesen sein, der in den ersten nachchristlichen Jahrhunderten lebte. Einer der bekanntesten »Klassiker« der Hatha-Yoga ist die Hatha-Yoga-Pradipika aus dem 15. Jahrhundert. Sie basiert angeblich auf einem nicht mehr vorhandenen Werk von Goraksanatha. Die Pradipika beschreibt 15 Stellungen; eine andere alte Hatha-Yoga-Schrift, Siva Samhita, führt über 80 auf. Diese Asanas sind vorbereitende Übungen, die den Körper zu einem tauglichen Träger für die Kräfte machen sollen, die in den späteren Phasen des Trainings freigesetzt werden. Die Energie, die der Yogi erfahren und beherrschen lernt, ist die Lebenskraft, die kosmische Energie oder Prana, die allen Dingen Leben verleiht. Durch eine Vielzahl von körperlichen und geistigen Techniken kann der Hatha-Yogi diese Kraft so lenken und konzentrieren, daß daraus eine äußerst intensive Erfahrung der Wirklichkeit resultiert, die über die Zeit hinausreicht.

Der feinstoffliche Körper

Hatha-Yoga gründet auf der Theorie vom »feinstofflichen Körper«, einer Art unsichtbarer Parallele zum physischen Körper, in dem Prana erzeugt wird. Dieser feinstoffliche Leib wird als ein Netz von Energieströmen angesehen, die den Organismus antreiben. Die Energiekanäle und -zentren des feinstofflichen Körpers entsprechen größtenteils der physischen Struktur. Der zentrale Kanal, Nadi, verläuft innerhalb der Wirbelsäule. Diese heißt Susumna. Zwei weitere wichtige Nadis, Ida und Pingala, ziehen sich beidseitig entlang der Wirbelsäule, wobei ihre oberen Enden an den Öffnungen der beiden Nasenlöcher liegen.
Die Energiezentren heißen Chakras. Davon gibt es Hunderte im gesamten Körper, aber die acht wichtigsten Chakras liegen entlang der Achse der Wirbelsäule und decken sich ungefähr (aber nicht genau) mit den Nervengeflechten wie dem Solarplexus (Sonnengeflecht). Man hat die Chakras als Zentren psychischer Energie definiert, und jedes Hauptchakra beeinflußt eine bestimmte Gruppe von Körperfunktionen und steuert eine bestimmte Bewußtseinsebene. Indem der Yogi lernt, die Chakras zu »aktivieren«, gelangt er auf differenziertere und höhere Erkenntnisebenen, als man sie gemeinhin erlangt.
Die Übungen, die zur Anregung der Chakras und der Kontrolle des Pranaflusses dienen, sind unter den Bezeichnungen Asanas, Mudras und

Dieser Hatha-Yogi im Kopfstand (Sirsasana) findet sich in einem persischen Manuskript aus dem 16. oder 17. Jahrhundert. Einige der »klassischen« Asanas haben sich jahrhundertelang unverändert gehalten. Andere werden und wurden den verschiedenen Menschen verschiedener Zeiten angepaßt. Die Zahl der Yoga-Stellungen ist über die Jahrhunderte hinweg stetig gewachsen. In seinem Indien-Buch schrieb ein Autor: »Zu viele Menschen im Westen glauben, daß sie den Status des Geistes mindern, wenn sie zugestehen, daß er durch geringe körperliche Veränderungen beeinflußt werden kann . . . (die Hindus) . . . sind da klüger, denn sie haben ein ganzes System dieser psycho-physischen Entsprechungen geschaffen, das für sie so selbstverständlich ist, daß es keiner Diskussion bedarf.«

Bandhas zusammengefaßt und werden durch Pranayama (Atemkontrolle) ergänzt. Um auf diese Übungen vorzubereiten, wird auch eine Reihe von Säuberungs- und Reinigungspraktiken durchgeführt, wie das Freimachen der Atemwege und die Reinigung der Därme und Eingeweide. Diese »Entsorgung« des Körpers wird mit Wasser oder einem Stoffstreifen erreicht, die man durch die inneren Wege leitet oder auch durch spezielle Atemübungen.

Durch sein Training gewinnt der Hatha-Yogi eine tiefgreifende Kontrolle über seine gesamten Körperfunktionen. Dies erklärt die Fähigkeit von Yogis, sich tage- oder wochenlang bei lebendigem Leibe begraben zu lassen oder eine tödliche Dosis Gift zu schlucken, ohne zu Schaden zu kommen. Diese Leistungen verdeutlichen das Ausmaß der Selbstkontrolle des Yogis, doch sind sie für sich genommen ohne Wert, denn sie sollen nur dazu beitragen, höhere Bewußtseinsstufen zu erfahren. Alle körperlichen Techniken werden von einer geistigen Schulung begleitet, und für den Hatha-Yogi – wie für jeden anderen Yogi – gilt als erstes die Befolgung von Yama und Niyama.

Kundalini-Yoga

Kundalini ist der Name der latenten Kraft an der Basis der Wirbelsäule, dargestellt durch eine zusammengerollte, schlafende Schlange. Die meisten Yoga-Techniken der Pradipika sollen »die Schlange wecken« und sie durch den Mittelkanal der Susumna nach oben durch die Chakra-Zentren zu ihrem Ziel leiten, dem höchsten Chakra des Gehirns.

Kundalini ist mit kosmischer Energie und dem Sexualtrieb gleichgesetzt worden; bislang hat niemand einen wissenschaftlichen Namen für Kundalini bereit, doch besteht kein Zweifel, daß eine wie auch immer gear-

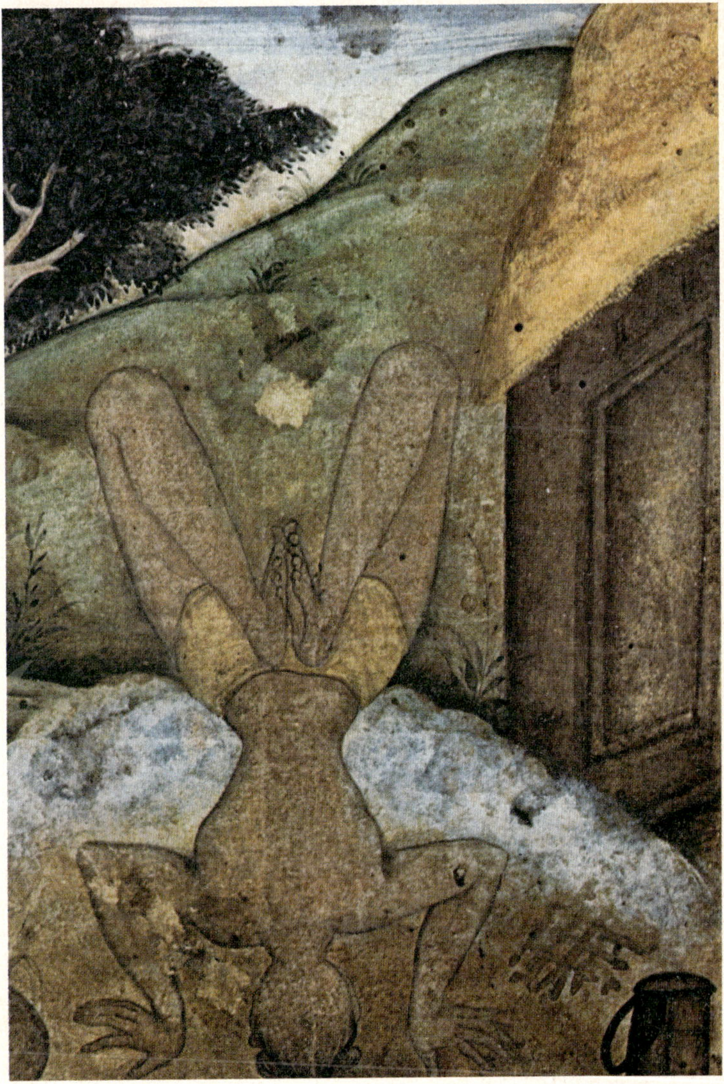

tete, ruhende Kraft existiert und angezapft werden kann. Das Ende der Reise von Kundalini, die Vereinigung mit dem höchsten Chakra, ist Samadhi. Die Techniken, mit denen die Kundalini-Kraft entfaltet wird, werden in den Schriften des Hatha-Yoga mit der Wirkung verglichen, die Stockschläge auf eine Schlange haben. Sie sind sehr körperlich und beinhalten Bewegungen wie das Auf- und Niederhüpfen auf dem Gesäß.

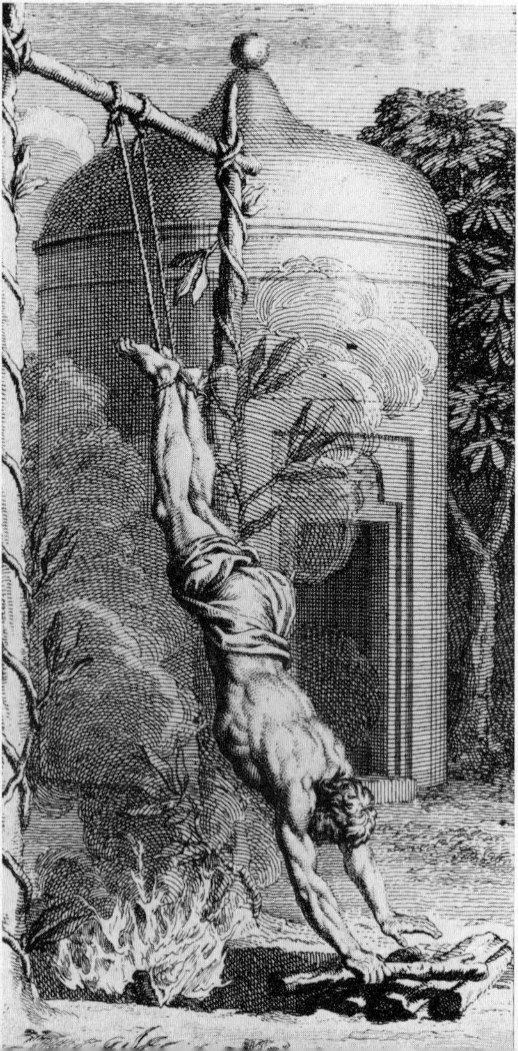

Auf diesem Bild hängt ein Brahmin mit dem Kopf nach unten über einem Feuer, um seine Hingabe an Gott zu beweisen (Ishvara).

Laya-Yoga
Der Begriff Laya-Yoga beinhaltet Kundalini-Yoga und die Theorie der Chakras. Die Chakras werden als Lotusblumen mit verschieden vielen Blütenblättern dargestellt; das oberste Chakra, Sahasrara, ist der tausendblättrige Lotus. Zu jedem Chakra gehört eine Gottheit. Jedes Chakra wird nicht nur mit bestimmten Stimmungen und Funktionen in Verbindung gebracht, sondern auch mit jeweils einem Element: Erde, Wasser, Feuer, Luft, Äther, Bewußtsein und dem göttlichen Element. Jedes hat ein visuelles Symbol und einen symbolischen Ton, auf die sich meditieren läßt. In der Symbolik der Chakras ist der Körper eine mikrokosmische Repräsentation des Universums – er enthält die Elemente, die Götter, Sonne und Mond (Ida und Pingala) und die Wirbelsäule als die Weltachse. Auf diese Weise kann sich der Hatha-Yogi mit dem Kosmos identifizieren und unsterblich werden, indem er die Schöpfung des Universums transzendiert. Die Vereinigung von Kundalini (Shakti) mit Shiva im höchsten Chakra stellt das Aufgehen des Vielen (der mannig-

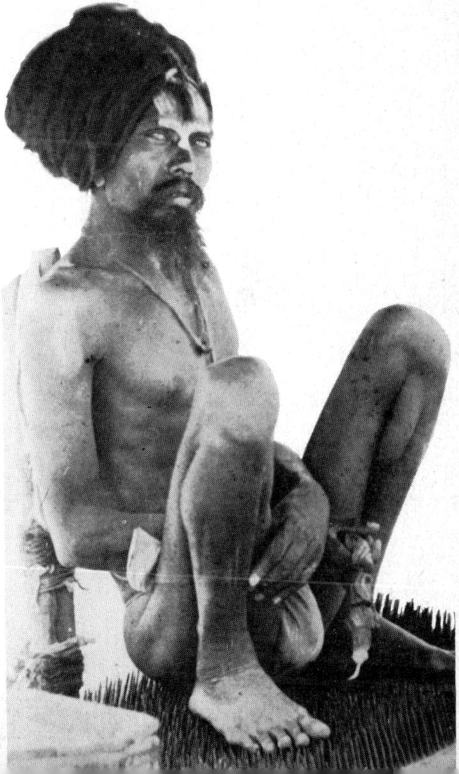

Mit Hilfe von Yoga können Fakire Kunststücke vollbringen, wie auf einem Nagelbrett zu sitzen, ohne sich zu verletzen. Doch Patanjali sah diese Kräfte als Gefahr für den spirituellen Fortschritt an.

faltigen Welt) im Einen (Brahma) dar oder den Zustand des reinen Seins vor der Schöpfung. Wenn Kundalini durch das Zentrum eines jeden Chakras hindurchzieht, wendet die Lotusblume ihr Gesicht von unten nach oben, und alle Funktionen des betreffenden Zentrums kommen zur Ruhe oder werden zurückgezogen. Laya-Yoga bedeutet wörtlich Yoga der vorübergehenden Aufhebung oder Vereinigung. In der Hatha-Yoga-Pradipika heißt es: »Auf diese Weise wird die Vereinigung von Ida, Pingala und Susumna (Mond, Sonne und Feuer) bewirkt, die zur Unsterblichkeit führt. Der Körper nimmt ein todesähnliches Aussehen an.«
Im Samadhi hört außer dem Zustand des reinen Bewußtseins alles Leben auf. Dies ist das Prinzip der Vereinigung von Shiva und Shakti, die dem Geschlechtsakt im Tantra-Yoga zugrunde liegt, wobei die Frau Shakti ist und der Mann Shiva. In der Vereinigung der Gegensätze liegt die esoterische Bedeutung von Hatha Yoga, denn »Ha« bedeutet Sonne und »Tha« ist der Mond.

Raja-Yoga

Raja-Yoga heißt das System, das in den Yoga-Sutras um das zweite Jahrhundert nach Christus von Patanjali zusammenfassend dargestellt wurde. Es wird auch Astanga-Yoga genannt, denn Astanga bedeutet acht Glieder oder Stufen, und der Raja-Yoga-Pfad ist in acht Abschnitte eingeteilt. Raja heißt königlich, und Raja-Yoga beinhaltet die Kontrolle von Geist und Willen. Durch Meditation wird das Bewußtsein von Körper, Sinnen und Geist zurückgezogen und nach innen, zum Kern des Wesens gelenkt. Der philosophische Hintergrund der Sutras ist der des Samkhya. Aber die Raja-Yoga-Technik kann innerhalb einer jeden Philosophie und einer jeden Lebensweise angewendet werden, denn Raja-Yoga bedeutet nichts weiter, als die Beruhigung der Wellen des Geistes.
Die Sutras bestehen aus vier Büchern. Das erste gibt einen Überblick über den Pfad des Yogi. Die Tätigkeiten des Geistes, wie Denken, Fühlen und Träumen, werden ebenso klassifiziert wie die menschlichen Schwächen, die ein Fortschreiten in der Meditation verhindern: Zweifel, Lethargie, Verlangen, Mutlosigkeit usw. Erfolg wird durch Üben (Abhyasa) und die Ablösung von weltlichen Begierden (Vairagya) erreicht. Das zweite Buch beschreibt die Vorstufen der Yogapraxis, die auf die höheren Stufen der Meditation vorbereiten und die »Leiden« beseitigen helfen; die durch Unwissenheit (Avidya) entstehen: Egoismus, Verlangen, Abneigung und Furcht. Die berühmten acht Glieder werden aufgeführt. Die ersten beiden sind Yama und Niyama, die ethischen Regeln.

Gandhi war ein moderner Yogi, der zum Symbol für Ahimsa, die Gewaltlosigkeit oder die Achtung vor dem Leben, wurde. Er versuchte, das hinduistische Kastensystem abzuschaffen und organisierte passiven Widerstand gegen die britische Herrschaft in Indien.

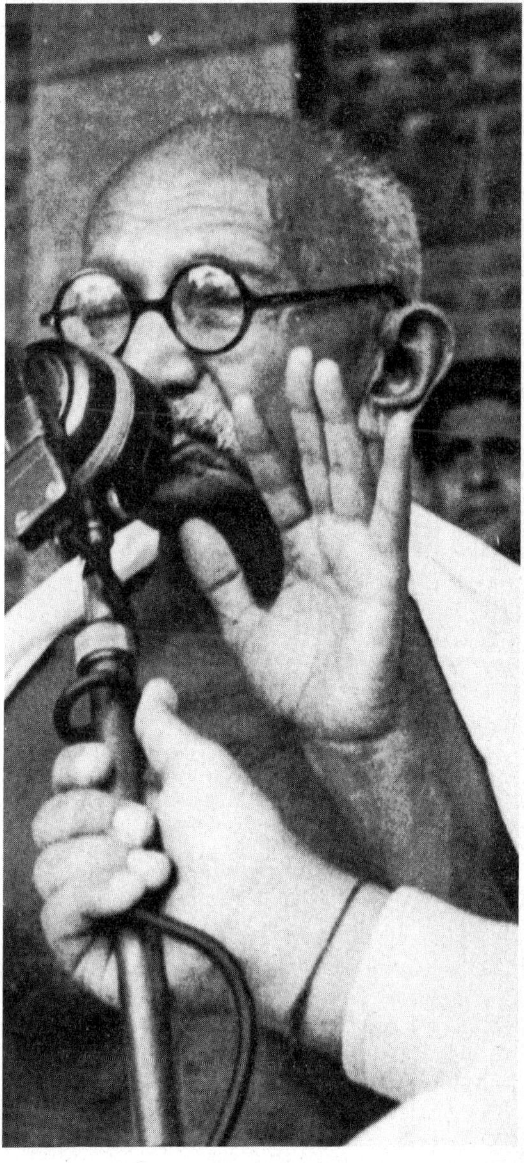

Das dritte Glied ist Asana, die Körperhaltung. Zu diesem Thema wird nur gesagt:
»Asana bedeutet Stetigkeit und Wohlergehen. Es erfordert Entspannung und Meditation auf das Unbewegliche. Dann nimmt die Qual durch gegensätzliche Gefühle ein Ende.« Meditation ist unmöglich ohne eine bequeme Haltung.
Das vierte Glied ist Pranayama, Atemkontrolle. Sie besteht aus der Regulierung der Ein- und Ausatmung und dem Anhalten des Atems bei gefüllter oder leerer Lunge. Pranayama beruhigt und konzentriert Geist und Körper. Das fünfte Glied ist Pratyahara, das Zurückziehen der Sinne. Es bedeutet die Loslösung des Geistes von den Sinnesobjekten. Die für Sinneswahrnehmung verwendete Energie wird nach innen gelenkt und für das Ausüben der drei letzten Glieder des Yoga gebraucht, Dharana (Konzentration), Dhyana (Meditation) und Samadhi. Die fünf ersten Glieder sind die äußeren Stufen, die letzten drei die inneren. Zusammengenommen heißen die letzten drei auch Samyama.
Der in Samyama geübte Yogi hat ein machtvolles Werkzeug zur Verfügung, das er nach Belieben führen kann; er ist ein »Siddha«, ein »Vollendeter«, der sich im Besitz okkulter Kräfte befindet. Zum Beispiel: »Durch Konzentration auf Udana, lebendes Feuer, bleibt der Yogi in Wasser, Sumpf und Dorngebüsch unbehelligt; er verläßt seinen Körper, wann er will.« Aber diese »übernatürlichen Kräfte« sind nur Nebenerscheinungen des Yoga-Trainings; in Wirklichkeit hindern sie den geistigen Fortschritt, weil sie Versuchungen schaffen.
»Diese Kräfte des Wissens sind Hindernisse für die Erleuchtung . . . der Yogi erlangt Befreiung, indem er selbst diese Kräfte aufgibt und die Saat der Fesselung zerstört.«
Samadhi ist nicht Befreiung; Samadhi ist die höchstmögliche Läuterung des Geistes, so daß er das Selbst mit vollkommener Klarheit widerspiegeln kann. Dann wird sogar die Übung von Samadhi aufgegeben und Befreiung erreicht. Der Yogi wird vom Gang des Weltgeschehens losgelöst; nach seinem Tode wird er nicht wiedergeboren. »Dann enden Handeln und Leiden. Die Abfolge der Eigenschaften (Gunas) hört auf; ihr Zweck ist erfüllt.«
Auf den obersten Stufen von Hatha- und Raja-Yoga wird die Energie zu einer intensiven inneren Erfahrung hin umgeleitet. Normalerweise wird unsere Energie auf viele Weisen zerstreut – durch körperliche Aktivität, die Stimulation der Sinne, Gedanken, Gefühle, Sexualität (Kundalini-Yoga kann die Sublimierung der sexuellen Energie beinhalten). Wenn die Energie konzentriert wird, gewinnt sie eine enorme destruktive wie auch schöpferische Kraft. Das ist der Grund für die Warnungen in Yoga-

Büchern gegen das vorzeitige Experimentieren mit fortgeschrittenen Yoga-Techniken. Das Training wird unter der Führung eines Lehrers sorgfältig überwacht, wobei man sich zu Beginn fast ausschließlich auf die untersten Stufen konzentriert.

Yoga im Westen

Nur wenige Menschen im Westen befassen sich praktisch mit den geheimen Lehren des klassischen und des Hatha-Yoga. Der Yoga, der in unserem Leben zunehmend an Bedeutung gewinnt, besteht aus Entspannung und Meditation, einer Kombination von Hatha-Yoga-Stellungen und Raja-Yoga. Die beiden sind ebensowenig voneinander zu trennen wie der Körper vom Geist – schließlich wird Yoga heute als psychotherapeutische Methode angewendet, mit deren Hilfe der Mensch in der modernen Welt geistig und körperlich gesund bleiben kann. Die Yoga-Stellungen machen nicht nur den Körper gelenkig und gesund, sondern

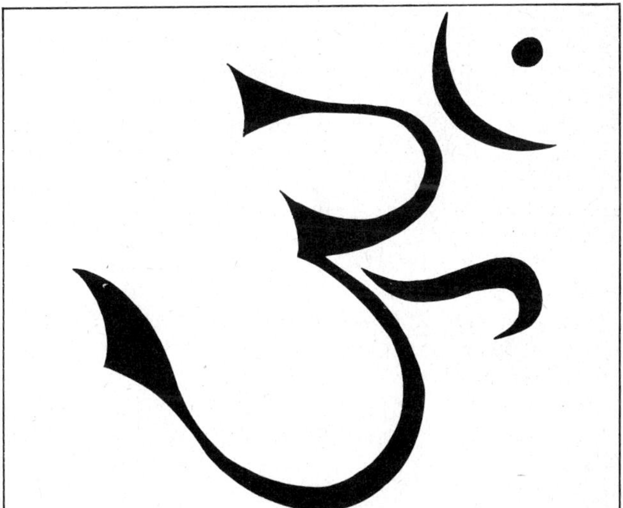

Das höchste Mantra, die heilige Silbe Om. Die drei Bögen stehen für physische, geistige und übergeistige Zustände, der Punkt in dem unvollendeten Kreis der Unendlichkeit ist die Wahrheit oder Wirklichkeit, von denen sie beherrscht werden. Om existiert in den meisten Ländern des Ostens und kann mit Amen verglichen werden.

wirken direkt auf den Geist und die Gefühle. Jeder Körperteil, so heißt es, hat eine psychologische Bedeutung und jede psychische Aktivität wird durch die Haltungen und Stimmungen des Körpers ausgedrückt. So kann sich zum Beispiel eine innerliche Niedergeschlagenheit in einer Haltung mit eingezogenen Schultern ausdrücken. Indem man die Haltung in eine aufrechte, entspannte und offene verwandelt, beeinflußt man die geistige Einstellung.

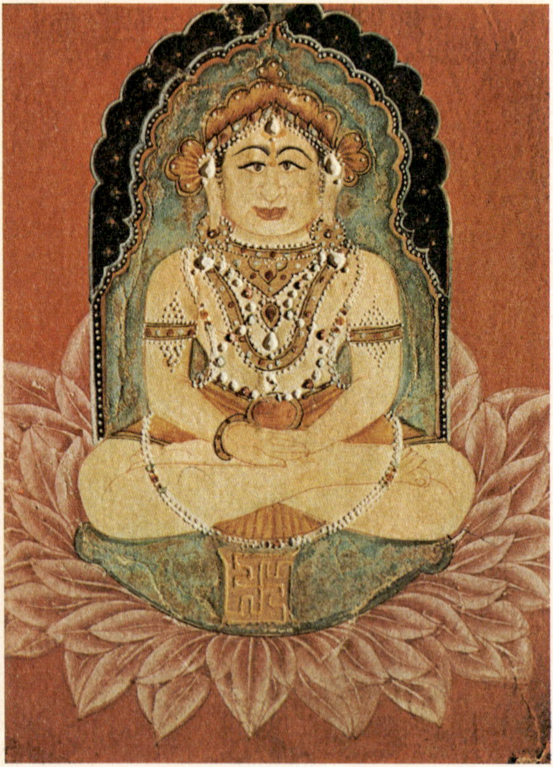

Dieses Jaina-Weihebild aus dem Rajasthan des 17. oder 18. Jahrhunderts stellt eine Hilfe für die Meditation dar.

Gebetsmühlen in Katmandu. Die Zylinder enthalten auf der Innenseite ein Gebet oder Mantra und drehen sich um eine Mittelachse.

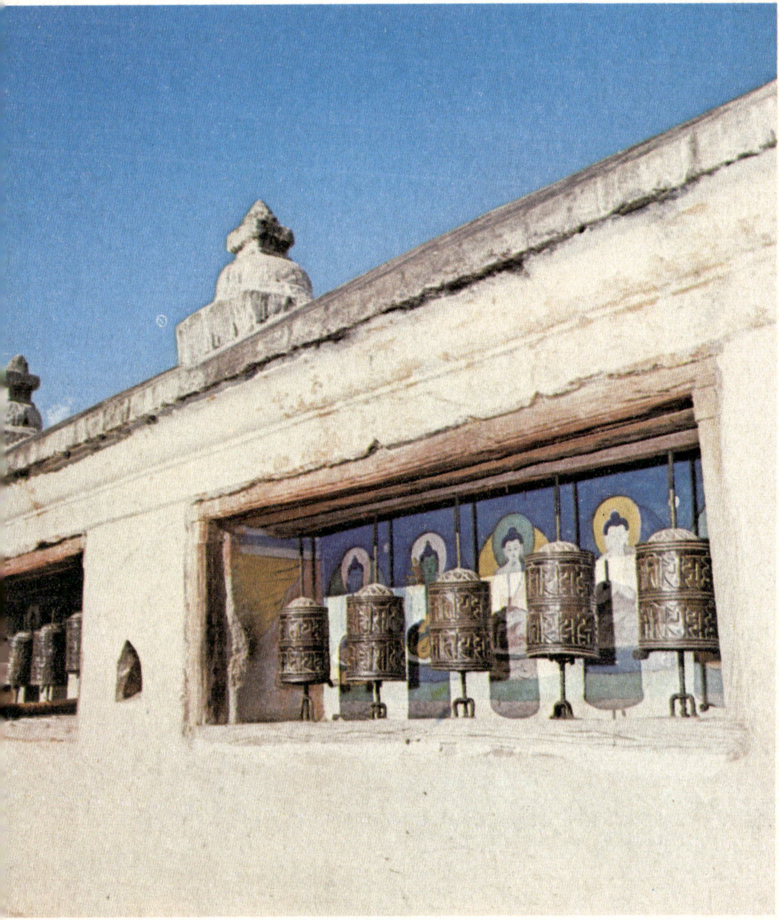

Hinduistische Philosophen haben nie einen qualitativen Unterschied zwischen Geist und Körper gemacht. Beide setzen sich aus denselben Bestandteilen von Materie oder Energie zusammen, nur daß der Geist eine verfeinerte Ausprägung der Materie ist. Auch die westliche Wissenschaft hat erkannt, daß zwischen den beiden keine klare Grenze besteht. Körperhaltung, Atmung und Sinnesempfindungen werden vom Geist gesteuert und beeinflussen ihrerseits den Geist. In seinem Buch *Licht auf Yoga* sagt B. K. S. Iyengar:
»Hatha- und Raja-Yoga ergänzen sich und bilden einen einzigen Zugang zur Befreiung.«

Mantra-Yoga

Mantra-Yoga ist die Wiederholung von bestimmten Tönen als Mittel zur Meditation. Mantras bergen dieselbe schöpferische Kraft wie Gebete oder Zaubersprüche. Sie sind ursprüngliche Silben, die auf den Tönen der verschiedenen Energieschwingungen gründen, aus denen das Universum besteht. Die Theorie des Mantra besagt, daß Formen aus Tönen entstehen (»Am Anfang war das Wort«), Formen durch Töne beeinflußt werden und jede Bewegung einen Ton erzeugt, selbst wenn er jenseits unseres Hörbereichs liegt. So gibt es für jede Form einen entsprechenden Ton. Jedes Chakra (Energiezentrum) im Körper hat seine eigene Grundsilbe, »Keim-Mantra« genannt. Das Hervorbringen des Tones weckt die damit verbundene Kraft. Das Mantra kann mit dem Sprechen von Gebeten verglichen werden wie dem Vaterunser oder dem Gegrüßet seist du Maria. Natürlich sind Mantras – ebenso wie Gebete – wirkungslos, wenn man sie nicht mit Sinn und Überzeugung sagt. Die Wiederholung des passenden Mantras mit intensiver Konzentration soll Samadhi hervorrufen.

Hier werden die körperlichen Auswirkungen von Meditation im Labor getestet. Die Versuchsperson ist so abgeschirmt, daß ihre Beobachtungen nicht ihr Verhalten beeinflussen. Die Geräte können dazu verwendet werden, Menschen in den Zustand der Meditation zu führen.

Yoga und Wissenschaft

Die Grenzen der Wissenschaft dehnen sich immer weiter aus, und damit werden die Grenzziehungen zwischen den einzelnen Disziplinen immer künstlicher. Für den Yogi haben diese Grenzen nie bestanden. Philosophie, Religion, Astrologie, Physik und Psychologie sind alle miteinander verbunden.

Yoga und Physik
Die moderne Physik hat entdeckt, daß die Materie nicht so fest und beständig ist wie man einst annahm. Innerhalb des Atoms besteht im Verhältnis genauso viel Platz wie im Universum. Darüber hinaus sind die »Partikel« in Atomen nicht fest, sondern bestehen aus elektromagnetischen Schwingungen. Daß Materie eine Form von Energie ist, war

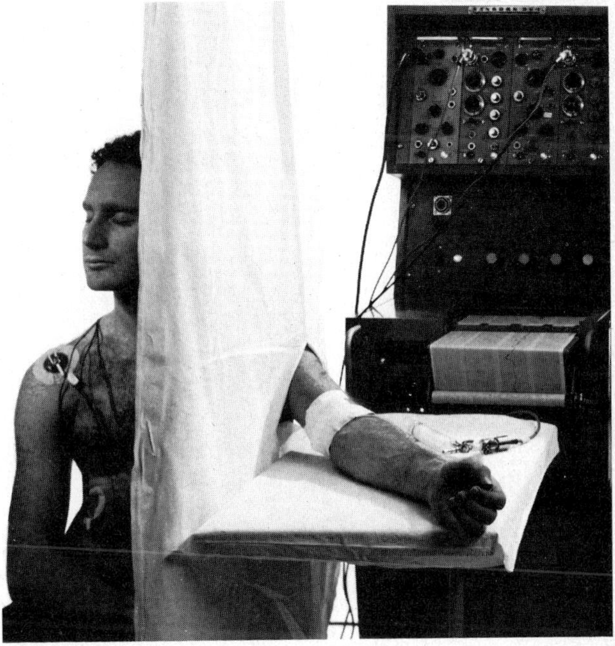

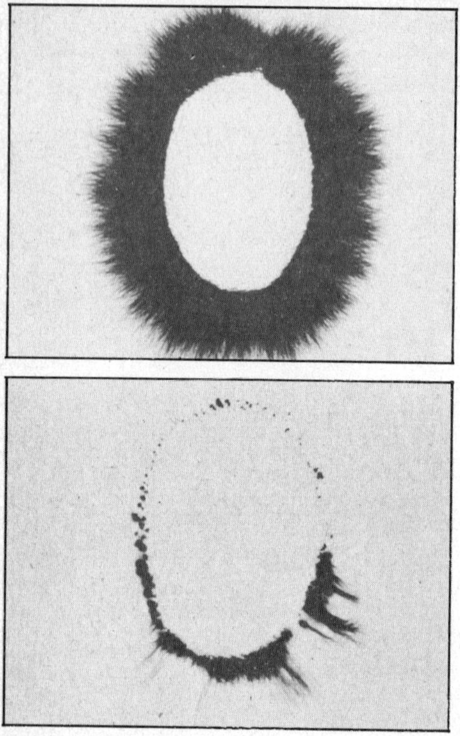

Diese Fotos sind mit einer Spezialkamera aufgenommen worden, die die von Menschen und Dingen abgegebene Energie registriert. Hier der Finger eines Menschen am frühen Morgen (oben) und am Abend (unten). Nicht selten können Yogis die »Auras« anderer Menschen wahrnehmen und aus ihnen den Grad ihrer Vitalität ablesen.

bereits den indischen Philosophen vor mehr als zweitausend Jahren bekannt. Eine wesentliche Idee der Samkhya-Philosophie ist, daß Materie weder geschaffen noch zerstört werden kann. Organische und anorganische Formen werden durch eine konstante Neuordnung der Grundelemente produziert. Alle Dinge auf der Welt sind durch die grundlegende Gleichheit ihrer Strukturen und Funktionen vereinigt. Und da es keine klare Trennung zwischen organischer und anorganischer Materie gibt, ist es auch unmöglich, Körper und Geist genau zu unterscheiden.

Die Yoga-Physiologie

Die medizinische Forschung hat die positiven Wirkungen der Yoga-Stellungen auf den Körper bestätigt. Wirbelsäule und Gelenke bleiben beweglich (Yoga kann Osteoarthritis verhindern und lindern), der ge-

samte Stoffwechsel wird angeregt, und die Heilkräfte des Körpers werden gestärkt. Das Strecken und die Druckerzeugung bei den Yoga-Übungen und die Umkehrung der aufrechten Körperstellung (wie im Schulterstand) regt erwiesenermaßen piezoelektrische Ströme im Körpergewebe an (durch Druck erzeugte Elektrizität). Die normalen piezoelektrischen Ladungen steuern das Wachstum, die Versorgung und die Stärkung des Bindegewebes, unterstützen den Transport von Nährstoffen durch die Zellwände, beschleunigen Heilprozesse und die Produktion von weißen Blutkörpern und Antikörpern.
In Labortests haben Yogis vorgeführt, wie sie willentlich die willensunabhängigen Körperfunktionen wie Puls, Blutdruck und die Aktivität innerer Organe und Drüsen kontrollieren. Eine als Biofeedback bekannte Methode hilft Menschen, diese Kontrolle ziemlich schnell zu erlangen. Eines der bekanntesten Anwendungsgebiete ist die Behandlung von hohem Blutdruck. Auch wird Biofeedback als Hilfe verwendet, um in meditationsähnliche Geisteszustände zu gelangen. EEG-Messungen haben ergeben, daß das Gehirn während der Meditation einen hohen Anteil Alpha-Wellen aussendet. Diese stehen mit einem lockeren, entspannten Geisteszustand in Verbindung, einer passiven Aufmerksamkeit, in der das rationale Denken und die Sinne abgeschaltet sind. Alpha-Wellen werden auch mit Kreativität in Verbindung gebracht. Die bisher geleistete Forschungsarbeit hat ergeben, daß Meditation psychosomatische Störungen verhindern und heilen kann.

Yoga und Psychologie

Seit Jung im Jahre 1929 einen psychologischen Kommentar zu einem alten chinesischen Text schrieb, wuchs das Interesse an einem Vergleich zwischen westlicher Psychotherapie und östlicher Philosophie. So bestehen Ähnlichkeiten zwischen Psychoanalyse und den ersten Stufen von Yoga. Beide zielen auf eine Integration des Menschen ab, indem sie ihn in sich harmonisieren und ihn in Einklang mit seiner Umwelt bringen. Die gestörte Person leidet oft unter Entfremdung, einem verstärkten Bewußtsein ihres individuellen Getrenntseins. Yoga betont die Beziehung zwischen dem Individuum, der übrigen Gesellschaft und dem Universum (und damit sein Eigenwertgefühl als ein wichtiger Teil des großen Plans). Yoga und Psychoanalyse basieren auf dem Prinzip der Selbsterkenntnis oder einem durch Erfahrung gewonnenen Verständnis der Arbeitsweise des Geistes. Beide beurteilen zwanghaftes und automatisches (oder konditioniertes) Verhalten als schlecht und zerstörerisch und versuchen, das Ich von den Spannungen zu befreien, die es verursachen.

Yoga heute

Man muß kein Hindu sein, um Yoga zu praktizieren. Christen und Atheisten können Yogis werden. Es heißt, daß sich durch Yoga das Leben in jedem Fall besser ausfüllen läßt, denn Yoga löst den Griff der konditionierten Gewohnheiten und Denkweisen, die die Weltsicht und die eigenen Energien begrenzen. Yoga ist eine Übung, mit der die Möglichkeiten entwickelt werden, die in jedem Menschen stecken.

Die meisten Menschen des Westens, die mit Yoga anfangen, wollen wohl nicht die geistige Erleuchtung erlangen, sondern lernen, sich zu entspannen. Die Yoga-Stellungen mit körperlichen Übungen und Entspannung sind dazu eine ausgezeichnete Methode. Aber bald wird deutlich, daß körperliche Spannung eng mit geistiger Spannung verbunden ist. Die Ausführung der Stellungen verlangt und schafft Konzentration und Beruhigung des Geistes – nicht nur, weil man sich konzentrieren muß, um die Asanas durchzuführen, sondern weil bestimmte Körperhaltungen innere Zustände widerspiegeln. Ein einfaches Beispiel ist die Auswirkung von geistiger Spannung in einem verspannten Nacken und verspannten Schultern.

Yoga durchdringt den ganzen Menschen. Die Bhagavadgita sagt: »Yoga ist Harmonie.« Yoga bringt die Körperteile Körper und Geist und das Individuum mit seiner Umwelt in Einklang. Denn Yoga betont die Verbindung aller Dinge. Ein Mensch hört nicht an der äußeren Schicht seiner Haut auf, sondern er berührt alles um sich herum, ebenso wie die Gestalt eines Gegenstandes durch den umgebenden Raum bestimmt wird. Jeder Atemzug, jede Handlung und jeder Gedanke beeinflußt die Umgebung. Viele Menschen sehen sich selbst als kleine, voneinander getrennte Teile in einer fremden Welt, halten an ihrer Identität fest und kommen nicht gegen das Gefühl des Unbedeutendseins an. Sie können nichts klar erkennen, weil ihre Wahrnehmung durch Wünsche, Ängste und Vorurteile gefärbt wird.

In der Meditation ist der Geist frei von egozentrischen Gedanken und Gefühlen und betrachtet nur ein Objekt oder sich selbst. Indem man sehen und akzeptieren lernt ohne zu beurteilen, wird man aufgeschlossen für die wahre Natur der Dinge einschließlich sich selbst. Dann werden die Beziehungen zwischen den Dingen offensichtlich. Swami Satyananda Saraswati sagt:

»Wenn unser Geist einigermaßen ungestört und voll Liebe ist, dann

sehen wir unsere Umgebung im selben Licht. Wenn unser Geist immer entspannt ist, dann sehen wir die Welt ähnlich, und alles ist harmonisch.« Einige Menschen ängstigen sich bei der Vorstellung, ihr Ego zu verlieren und glauben, daß ihre Individualität in einer Art Nichts aufgelöst wird. Die Welt als ein harmonisches Ganzes zu sehen bedeutet aber nicht, die eigene Individualität zu verlieren. Die Hand ist ein Körperteil mit einer ihr ganz eigenen Funktion, aber ihr Nutzen hängt davon ab, daß sie ein integrierter Bestandteil ist: abgetrennt ist sie unbrauchbar. Im Yoga wird die Selbsterkenntnis durch die Yoga-Übung betont und durch das einfache Verrichten der eigenen Arbeit so gut man kann. Wenn man im Geiste des Karma-Yoga arbeitet, mit einem Ziel, aber ohne an den Ergebnissen zu haften, dann führt dies zu einer Ausgeglichenheit, die einen »tun läßt, was man tun muß«, ohne Unmut oder ein Gefühl von Frustration oder Versagen. In der Gita heißt es:
»Deine eigene Arbeit, selbst wenn sie gering ist, ist größer als die Arbeit eines anderen, selbst wenn diese groß ist.«

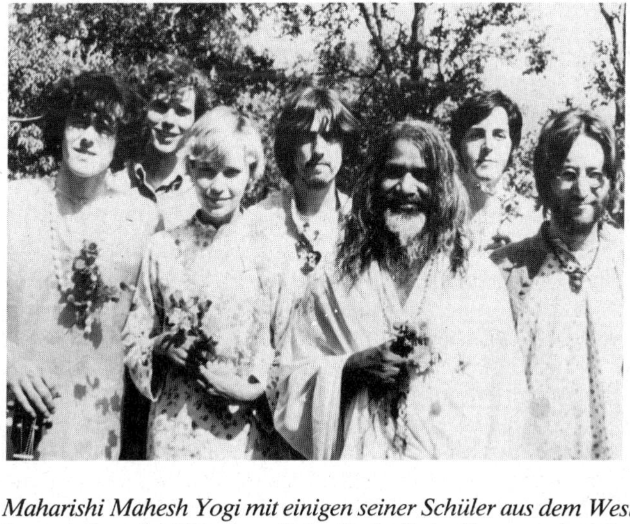

Der Maharishi Mahesh Yogi mit einigen seiner Schüler aus dem Westen in seinem Ashram im Himalaya. Seine Technik der Transzendentalen Meditation, in der man mit einem persönlichen Mantra arbeitet, ist in Europa und Amerika weit verbreitet.

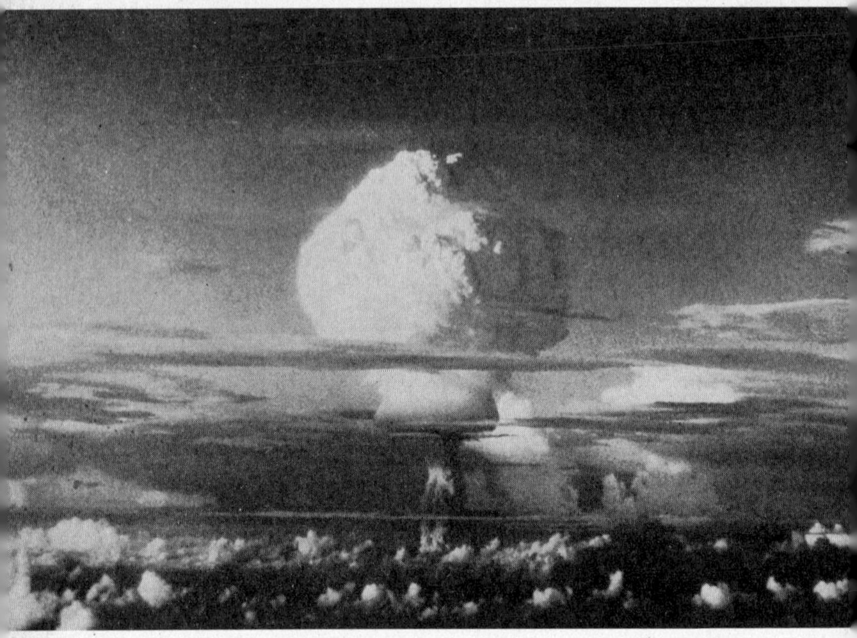

Die Wasserstoffbombe. Es ist eine der Grundlagen im Yoga, daß alle Materie Energie ist und daß in der Materie riesige Energien schlummern. Eines der Ziele von Yoga-Übungen ist, dieses Energiepotential im Menschen freizusetzen.

Mit den Worten von Ernest Wood in seinem Yoga-Buch:
»Man muß nicht außerhalb seiner eigenen kleinen persönlichen Existenz nach der größeren, unbegrenzten Möglichkeit suchen. Diese Erkenntnis bringt den endgültigen Tod von Habgier, Haß, Fanatismus, Selbstbefriedigung und Dummheit.«
Yoga ist ein Gegenmittel gegen die tägliche Hetze, denn es ist seinem Wesen nach nicht-konkurrierend. Jeder kann seine Leistungen an seinen eigenen Fähigkeiten messen und braucht keine äußeren Maßstäbe anzulegen. Im Yoga gibt es kein Versagen, solange es ein Bemühen gibt. Patanjali sagt: »Intensive Anstrengung zeitigt sofortigen Erfolg.« Und Krishna sagt zu Arjuna:
»Höre nun von der Weisheit des Yoga, dem Pfad der Ewigkeit und der Freiheit von Bindung. Auf diesem Pfad ist kein Schritt vertan, und man

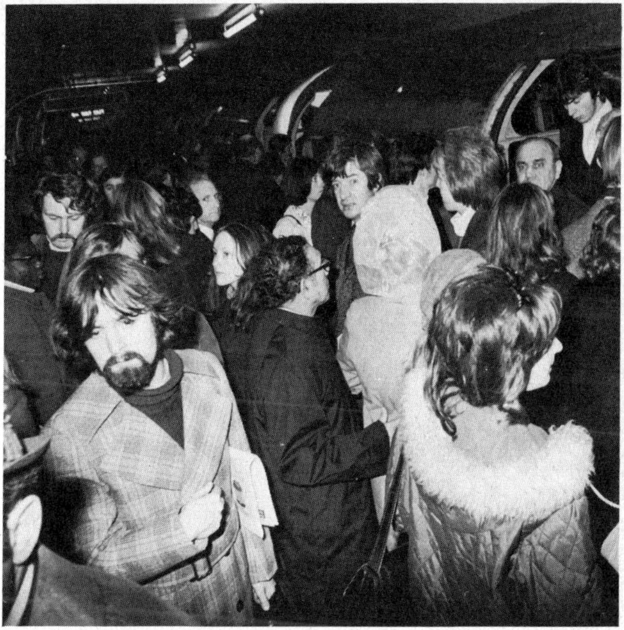

Stoßzeit. Eine solche Lebensweise kann Spannungen schaffen, die sich für immer festsetzen. Yoga trägt dazu bei, solche Reaktionen und andere Formen des konditionierten Reflexes zu lockern.

begegnet keinen Gefahren. Und selbst ein kleiner Fortschritt bedeutet Befreiung von Furcht.« Man kann irgendwo im Yoga beginnen und daraus Nutzen ziehen, denn Yoga ist nicht nur ein Mittel zum Zweck, sondern eine Lebensweise.

Sobald man Yoga regelmäßig übt, erfährt man viele konkrete körperliche Veränderungen zum Positiven. Yoga hält gesund, denn es unterstützt Atmung, Verdauung, Ausscheidung und den Kreislauf. Es hält den Körper gelenkig, streckt das Rückgrat und stärkt die Muskeln. Oft verschwinden kleinere Leiden und psychosomatische Symptome. Dies alles schafft ein Gefühl des allgemeinen Wohlergehens, körperlicher Leichtigkeit und Spannkraft und ein Gefühl des Einsseins mit den Dingen. In der Regel nimmt man seine Umwelt besser wahr, denn Yoga regt den gesamten Organismus an und macht den Menschen »lebendiger«.

Gleich welches Problem – übermäßiges Essen, Rauchen oder irgendeine andere Form zwanghaften Verhaltens – Yoga kann helfen, indem es das Gleichgewicht zwischen den natürlichen Funktionen des Körpers und denen des Geistes wiederherstellt. Mit regelmäßiger Übung kommt der Yogi in Einklang mit sich selbst und wird wahrscheinlich Gewohnheiten wie Essen, Kleidung und festgelegte Routine abändern. Auch wird er Überflüssiges wie Rauchen, Trinken und zuviel Essen bis zu den noch überflüssigeren materiellen Anschaffungen reduzieren.

»Yoga ist Harmonie. Nicht für denjenigen, der zuviel ißt oder denjenigen, der zu wenig ißt; nicht für den, der zu wenig schläft oder den, der zuviel schläft. Wenn . . . er sein eigenes Innenleben beherrscht . . . dann wird er ein Yogi im Einklang genannt. Für ihn sind Gold oder Steine oder Erde ein und dasselbe. Er ist zu den Höhen seiner Seele aufgestiegen. In Frieden schaut er auf Verwandte, Begleiter und Freunde und diejenigen, die ihm unparteiisch, gleichgültig oder voll Haß begegnen: er sieht sie alle mit demselben inneren Frieden.

Eine Yoga-Klasse in London. Immer mehr Menschen wenden sich dem Yoga zu, meist um Entspannung zu lernen.

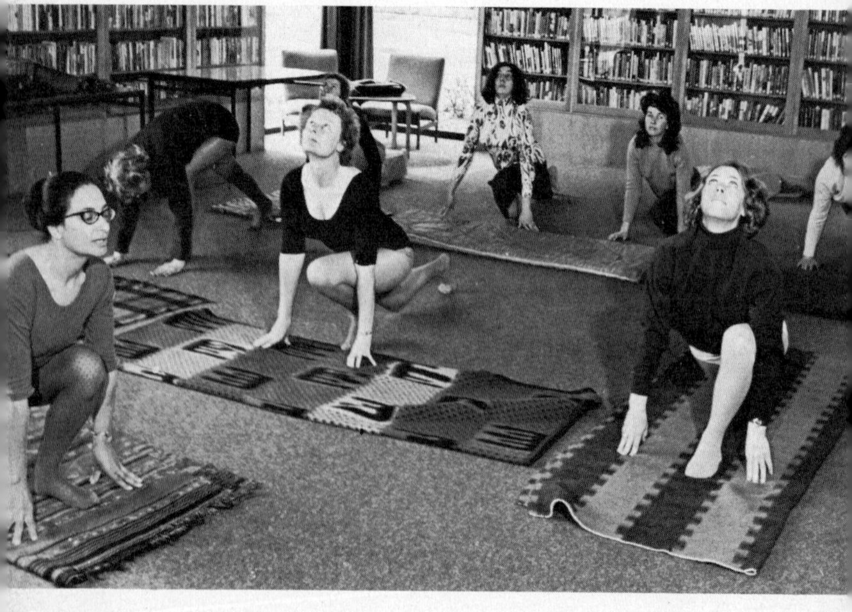

Yoga-Übungen

Vorbereitungen

Ort und Zeit

1. Ein sauberer, ruhiger und luftiger Ort ist ideal für Yoga. **2.** Man sollte nach Möglichkeit im Freien üben. Der frühe Morgen und der Abend sind gute Übungszeiten. Morgens ist man frisch und voller Energie, aber ungelenkig. Am Abend ist man lockerer, aber vielleicht müde. Sie können die Übungen auf beide Zeiten verteilen. Einige Stellungen bereiten auf den Schlaf vor.

Kleidung und Hilfsmittel

3. Die Kleidung soll vollkommene Bewegungsfreiheit gestatten. **4.** Um Bewegungsfreiheit und festen Kontakt mit dem Boden zu haben, bleibt man barfuß. Wenn es warm ist, trägt man am besten so wenig Kleidung wie möglich. **5.** Das einzige Hilfsmittel, das man benötigt, ist eine Decke oder ein Teppich für die Sitz- und Liegestellungen.

Essen und Trinken

6. Magen, Blase und Darm sollen beim Yoga leer sein. Nach einem leichten Essen sollte man eine Stunde, nach einer Hauptmahlzeit drei bis vier Stunden warten. Wenn man sehr hungrig ist, kann man eine halbe Stunde vorher ein Milchgetränk trinken.

Die Stellungen

Die Yogastellungen oder Asanas unterscheiden sich in vieler Hinsicht von anderen Formen des Körpertrainings. Man nimmt eine Haltung ein und verharrt so von einigen Sekunden bis zu einer halben Stunde. Die Asanas gehen mit der Atmung synchron. Sie durchdringen jeden Körperteil, einschließlich der Finger und Zehen – und nicht nur die Muskeln und Gelenke, sondern auch die inneren Organe, Drüsen, Kreislauf und Atmung. Sie sind so angelegt, daß sie dem Körper seine ursprüngliche Gelenkigkeit zurückgeben und ihm volle Bewegungsmöglichkeit gestatten. **7.** Asanas können von Menschen jeden Alters und in fast jeder gesundheitlichen Verfassung praktiziert werden. Die Stellungen müssen nicht perfekt sein; jede Haltung wird stufenweise erarbeitet. Meist kann man sich nach und nach bis zur endgültigen Stellung vorarbeiten. Im

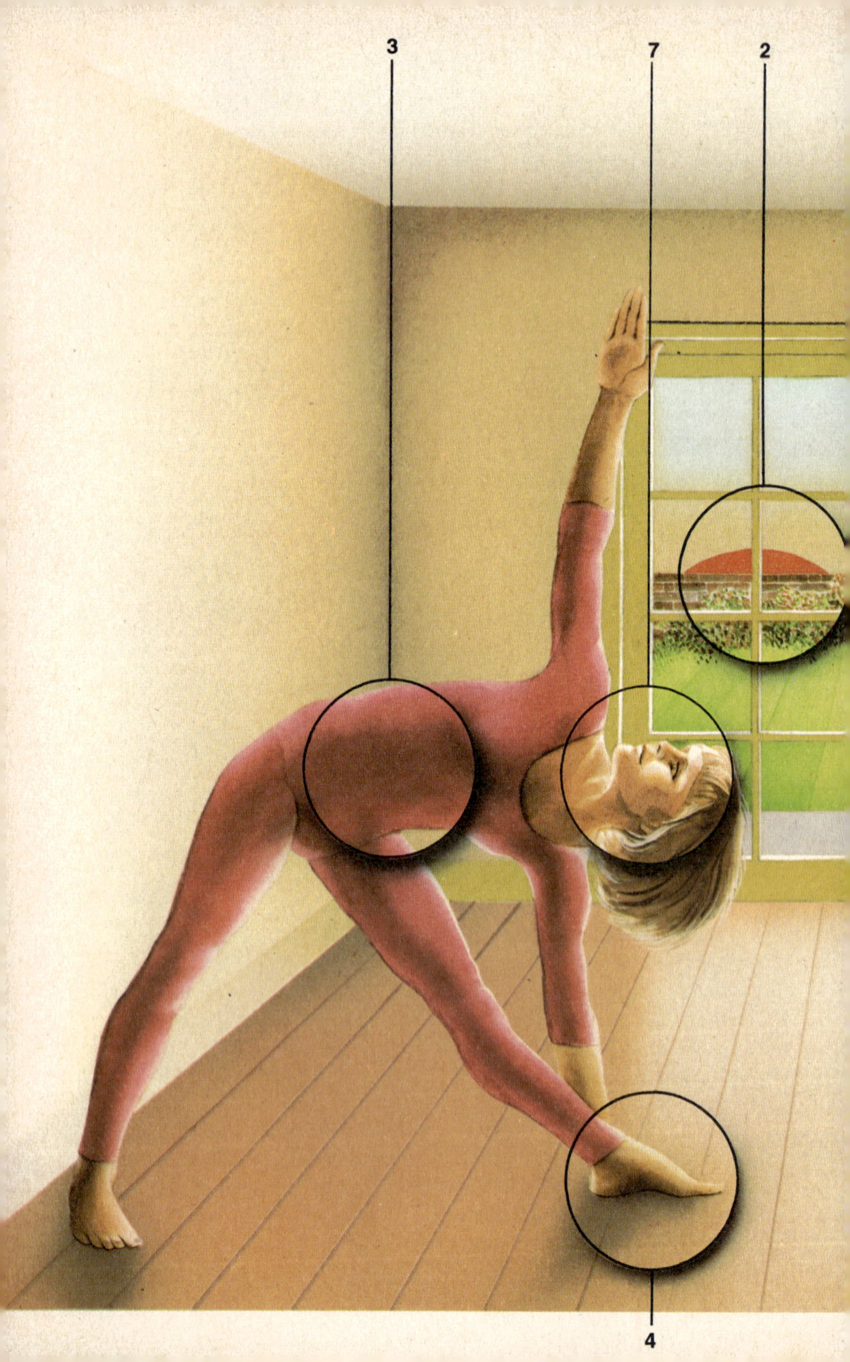
3
7
2
4

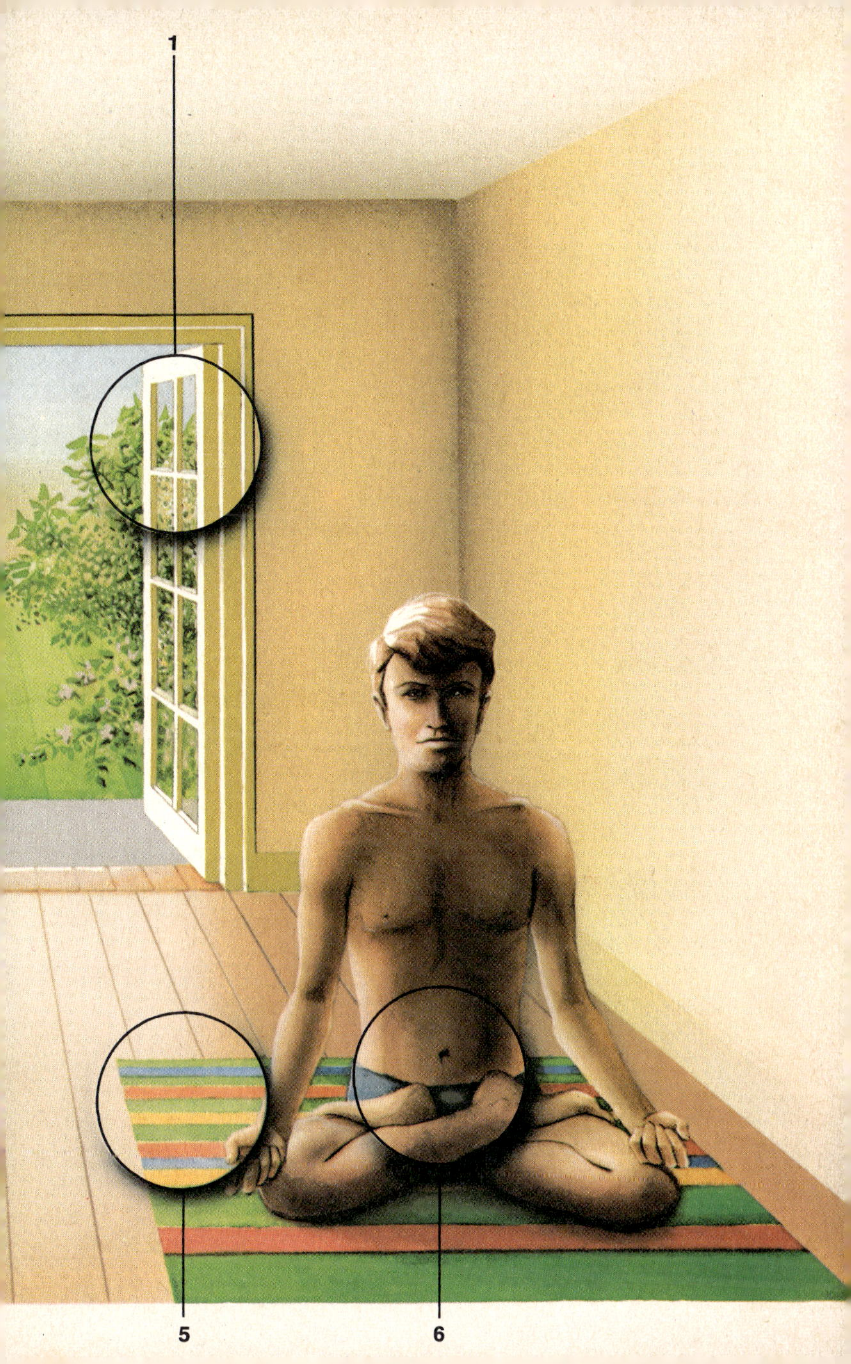
1
5
6

Yoga gibt es keinen Leistungsdruck; jeder versucht für sich, seine Grenzen auszudehnen, und ein älterer oder ungelenkiger Mensch kann unter Umständen mehr von den einfachen Formen einer Übung profitieren als jemand, der gelenkig ist und ohne Schwierigkeiten im Lotussitz verweilen kann.
Im Yoga sind die langsamen, rhythmischen Bewegungen wichtig. Man lockert sich, indem man bis zur Grenze seiner Beweglichkeit geht und dann verharrt – nicht, indem man sich mit Gewalt in eine Haltung zwingt. An den Grenzen der Beweglichkeit liegen die größten Schwächen, und genau hier stärkt Yoga den Körper und schafft ein umfassendes Gefühl von Kraft und Wohlbefinden.
Durch den systematischen Aufbau des Yoga werden alle Teile des Körpers gleichmäßig erfaßt. Das führt zu einer ebenmäßigen Haltung und richtiger, voller Atmung. Die Endpositionen einiger Stellungen sind entspannt und eignen sich für die Meditation, doch kann es mehrere Monate und länger dauern, ehe man durch Üben die Entspannung erreicht. Andere Asanas sind dynamisch und ein paar erfordern einige Anstrengung. Es ist wichtig, den Körper nie zu zwingen, sich der eigenen Grenzen bewußt zu werden und sie allmählich auszuweiten.

Die Wirbelsäule

Obwohl die Stellungen den ganzen Körper kräftigen, zielen sie in der Hauptsache doch auf die Wirbelsäule ab. Das Rückgrat trägt Körper und Kopf und beherbergt einen Teil des Zentralnervensystems. Ein starker, biegsamer Rücken trägt daher zur Gesunderhaltung bei. Beim Yoga werden alle Teile der Wirbelsäule gestreckt, vor- und zurückgebeugt und seitwärts gedreht.

Vorsichtsmaßregeln

Im Gegensatz zu anderen Arten des Körpertrainings muß man nicht sehr stark, gelenkig oder in guter Form sein, um Nutzen aus Yoga zu ziehen, obwohl regelmäßiges Üben dazu führen kann. Für viele Menschen, die mit Yoga anfangen, ist Körpertraining ungewohnt, und wenn Sie zu diesen Menschen gehören, dann beginnen Sie mit einfachen Übungen. Sobald das Unbehagen des ungewohnten Streckens zum Schmerz wird, muß man ebenso aufhören wie bei zu großer Anstrengung von Gesicht, Ohren, Augen oder Atmung. Leidet man an einer Krankheit wie Herzbeschwerden oder Netzhautablösung, dann sollte man einen Arzt oder einen erfahrenen Yogalehrer befragen. Für die meisten Schmerzen gibt es lindernde Stellungen, doch sollten dann einige Asanas vermieden werden. So sollten Frauen die Umkehrstellungen (Schulterstand, Kopfstand) nicht während ihrer Menstruation einnehmen. Yoga kann während der ersten drei Monate einer normalen Schwangerschaft praktiziert werden – auch länger, wenn man in besonders guter Verfassung ist.

Atmung
Beim Üben der Asanas soll man, wenn möglich, ausschließlich durch die Nase atmen. In der Regel wird eine anstrengende Bewegung beim Ausatmen gemacht, nachdem man zuvor tief eingeatmet hat. Das Wichtigste ist, niemals den Atem anzuhalten. Im Zweifelsfall atmet man normal.

Die Namen der Stellungen
Die meisten Asanas sind nach Göttern, Menschen, Tieren und Pflanzen benannt (Krieger, Kamel, Schlange, Heuschrecke, Baum etc.). Darin spiegelt sich der Gedanke wider, daß der universale Geist in allen Dingen ist; der Yogi nimmt die Formen aller Dinge der Natur an, wenn er die Asanas ausführt. In der Brihadaranyaka Upanishad heißt es: »Der Atman (Geist) im Menschen ist derselbe wie die Lebenskraft im Elefanten, der Mücke, der Ameise, den vier Himmelsrichtungen; kurz: der Atman im Menschen ist ein wesentlicher Bestandteil des gesamten Universums.«

Stellungen in diesem Buch
Die Asanas in diesem Buch sind in zwanzig Grundhaltungen und eine Gruppe zusätzlicher Stellungen unterteilt, die meist für Fortgeschrittene sind. Alle Asanas beruhen auf den Lehren von B. K. S. Iyengar.
Anfänger sollten die Stellungen im Stand regelmäßig üben, denn sie sind eine wichtige Vorbereitung für die schwierigeren Übungen.
Beachten Sie, daß jede Stellung, die auf eine Seite des Körpers wirkt, auf der anderen Seite wiederholt wird. Lesen Sie immer die gesamten Anweisungen für eine Stellung, bevor Sie mit dem Einüben beginnen.
Die Asanas wirken entspannend auf den Geist. Iyengar sagt, daß »nur der Körper aktiv sein soll, während das Gehirn passiv, beobachtend und aufmerksam bleibt.« Nach jeder Yogasitzung, gleich wie kurz sie ausfällt, entspannt man sich einige Minuten in Savasana (Totenstellung).

Tadasana Berg

Tadasana ist die Grundhaltung im Stand. Wenn man die anderen aufrechten Stellungen übt, ist Tadasana die Haltung, in die man zwischendurch zurückkehrt. Obwohl es eine einfache Stellung ist, müssen viele Punkte beachtet werden, bevor sie zur Gewohnheit wird. Das Einüben dieser Stellung ist sehr wichtig, weil sie die Aufmerksamkeit auf die Art und Weise des Stehens lenkt und die Haltung insgesamt verbessert. Fehlerhafte Körperhaltung verursacht körperliche und geistige Ermüdung. Bei Tadasana kann man gut das tiefe Atmen üben.

Man steht aufrecht mit geschlossenen und parallel gestellten Füßen; die Fersen und die großen Zehen berühren sich. Beide Füße sollen gleichmäßigen Kontakt mit dem Boden haben, ein Teil des Gewichts liegt auf den Fersen.
Strecken Sie die Knie, indem Sie die Kniescheiben hochziehen; spannen die rückwärtigen Oberschenkelmuskeln an.
Strecken Sie die ganze Wirbelsäule. Die Schultern hängen entspannt nach unten – stellen Sie sich die Schultern als Kleiderbügel vor, von dem Arme und Hände locker herunterhängen. Wenn die Brust herausgestreckt ist, hängen die Hände neben den Oberschenkeln.
Vermeiden Sie ein Hohlkreuz, und strecken Sie nicht den Bauch heraus. Die Brust wird gedehnt. Ziehen Sie Kopf und Nacken nach oben, so daß das Kinn nicht vorsteht, sondern ein wenig nach innen weist. Der Scheitel sollte der höchste Punkt sein.
Wichtig ist, daß das Körpergewicht gleichmäßig auf beide Füße verteilt wird und man es weder nach vorn auf die Zehen noch nach hinten auf die Fersen verlagert. Dadurch wird die Wirbelsäule in eine korrekte, natürliche Haltung gebracht. Wenn das Gewicht ungleichmäßig auf die Füße verteilt wird, ist die Wirbelsäule zu stark belastet.

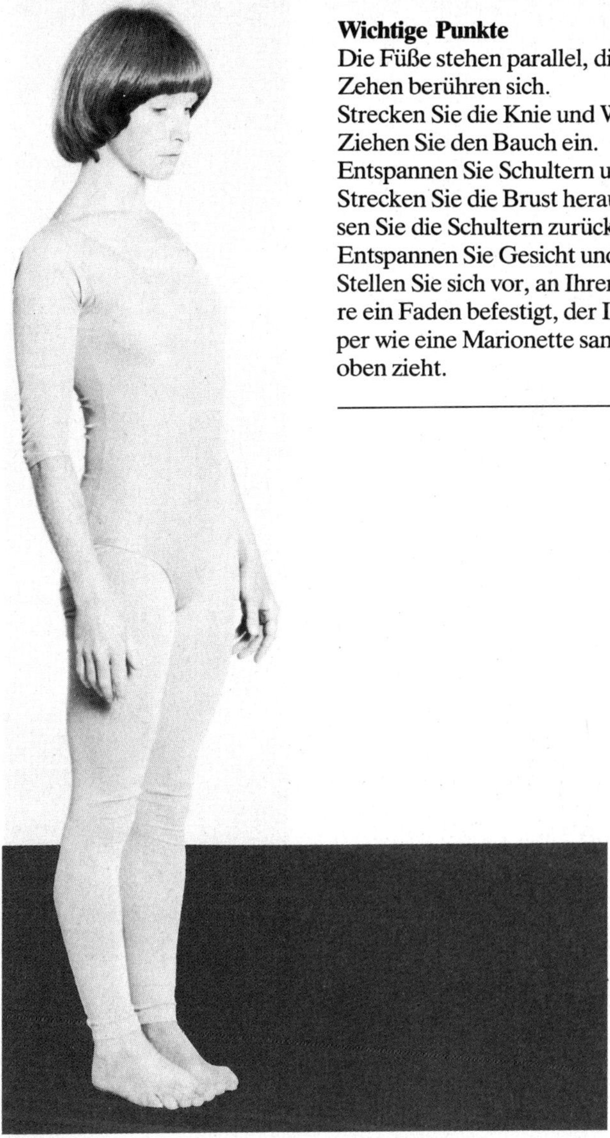

Wichtige Punkte
Die Füße stehen parallel, die großen Zehen berühren sich.
Strecken Sie die Knie und Wirbelsäule.
Ziehen Sie den Bauch ein.
Entspannen Sie Schultern und Hände.
Strecken Sie die Brust heraus, und lassen Sie die Schultern zurückfallen.
Entspannen Sie Gesicht und Hals.
Stellen Sie sich vor, an Ihrem Kopf wäre ein Faden befestigt, der Ihren Körper wie eine Marionette sanft nach oben zieht.

Uttihita Trikonasana Dreieck

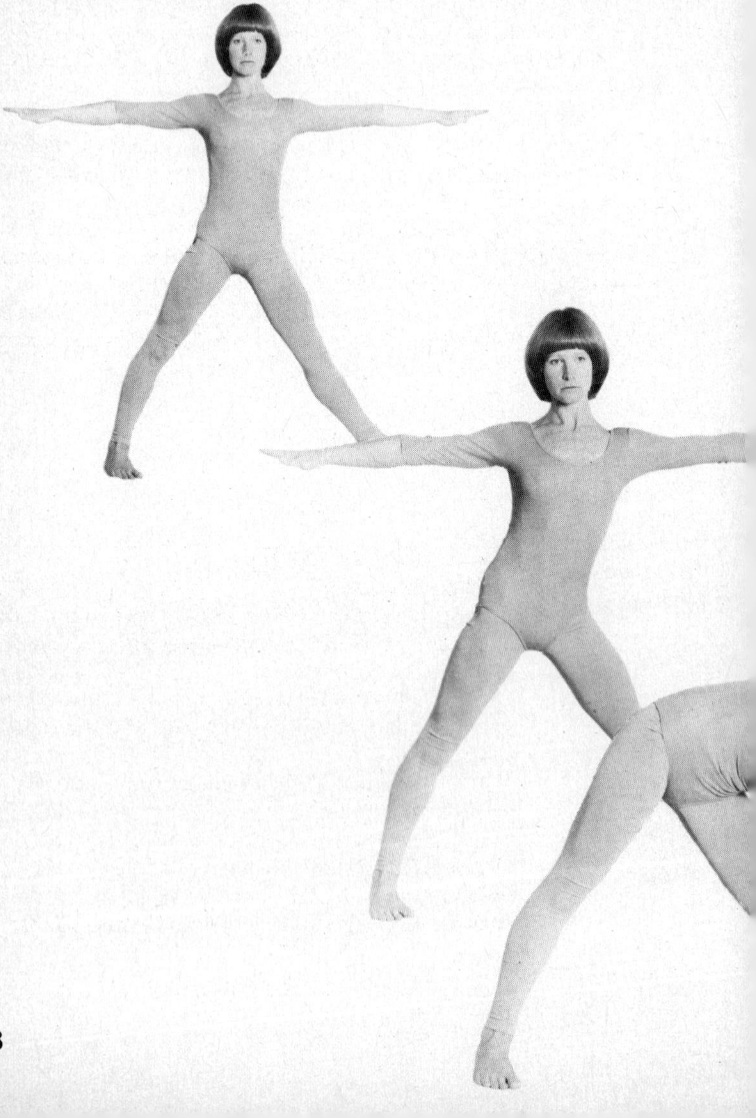

Die Dreieckstellung streckt Beine, Rücken und Nacken und trägt zur Lockerung der Hüften bei. Viele der aufrechten Stellungen machen die Hüften beweglicher und sind deshalb eine gute Vorbereitung für Stellungen mit gekreuzten Beinen wie der Lotussitz, die einem westlichen Menschen oft schwerfallen. In Trikonasana knickt man seitwärts in der Hüfte ab. Dabei dürfen die Hüften nicht so gedreht werden, daß sich der Körper dreht, sondern müssen dauernd nach vorn ausgerichtet sein. Um dies zu erreichen, kann man die Stellung anfangs mit dem Rücken an einer Wand ausführen.

Stehen Sie in Tadasana, die Füße mit einem Meter Abstand auseinander. Drehen Sie den rechten Fuß um 90 Grad nach rechts (außen) und den linken Fuß leicht nach rechts (innen).
Sie atmen ein und heben dabei die Arme seitlich bis in Schulterhöhe. Beugen Sie sich beim Ausatmen nach rechts, wobei die rechte Hand zum Boden heruntergleitet. Schauen Sie zum linken Daumen hoch. Sie atmen normal und verharren in dieser Stellung; dann atmen Sie beim Aufrichten ein. Wiederholen Sie die Übung links. Entspannen Sie sich.

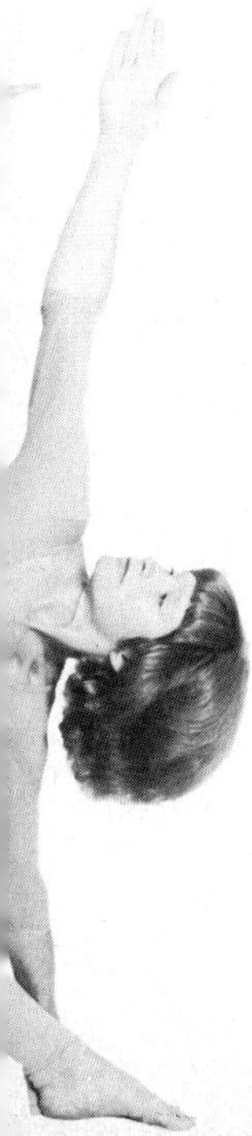

Wichtige Punkte
Die Hüften dürfen nicht gedreht werden, nur um die Hand auf den Boden zu legen. Legen Sie die Handfläche lieber auf das Bein.
Sie versuchen den Körper beim Beugen zu strecken und ziehen den Brustkorb beim Herabneigen seitlich nach unten.
Wenn Sie vor dem Abknicken die Arme heben, lassen Sie die Schultern unten.
In der Endhaltung werden die Arme gestreckt.
Strecken Sie auch den Nacken, wenn Sie den Kopf drehen, um zu der Hand hochzuschauen.
Drücken Sie während der gesamten Übung die Knie durch.

Uttihita Parsvakonasana

Uttihita bedeutet gestreckt. Parsva heißt Seite. Kona ist ein Winkel. In dieser Stellung werden die Seiten des Körpers kräftig gedehnt. Anfangs wird man sich unbehaglich fühlen, aber wenn man sich daran gewöhnt hat, wird man das belebende Gefühl des Streckens begrüßen. Ebenso wie Trikonasana besteht diese Stellung aus einer seitlichen Beugung, in der die Hüften gerade nach vorn weisen müssen.

Stellen Sie sich in Tadasana, die Füße anderthalb Meter auseinander. Drehen Sie den rechten Fuß um 90 Grad nach rechts außen und den linken Fuß leicht nach innen.
Sie atmen ein und bringen die Arme in Schulterhöhe, ohne dabei die Schultern zu heben. Beim Ausatmen beugen Sie das rechte Knie, bis das Schienbein einen rechten Winkel mit dem Boden bildet. Halten Sie das gebeugte Knie nach hinten gedrückt und das durchgedrückte Knie gerade.
Sie atmen ein und knicken beim Ausatmen seitlich nach rechts ab. Sie legen die rechte Hand auf den Boden oder winkeln sie ab, wenn sie den Boden nicht berührt und stützen den Unterarm direkt über dem rechten Knie auf. Der linke Arm wird entlang des linken Ohrs ausgestreckt, wobei die Handfläche zum Boden weist.
Drehen Sie den Kopf, und schauen Sie nach vorn oben auf den ausgestreckten Arm. Achten Sie auf die starke Dehnung der linken Seite, die von der Ferse bis in die Fingerspitzen zieht.
In der Stellung wird normal geatmet, beim Aufrichten atmet man ein. Stellen Sie die Füße nebeneinander, und wiederholen Sie die Übung zur anderen Seite.

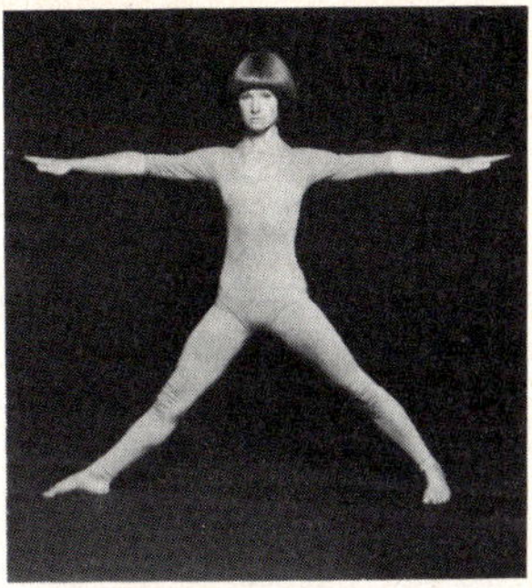

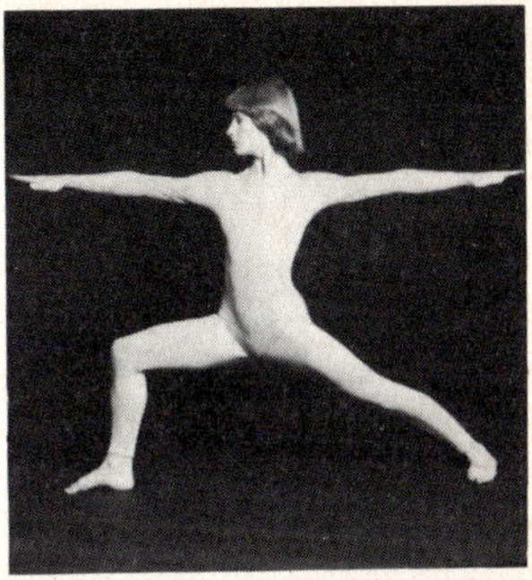

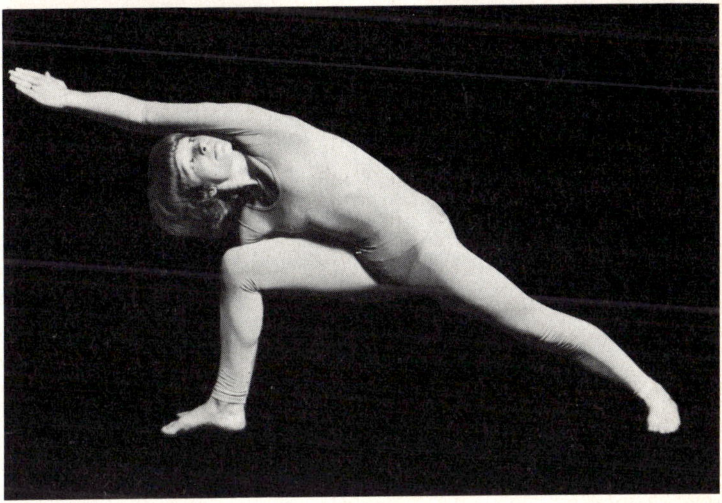

Wichtige Punkte
Überprüfen Sie die Haltung des gebeugten Beins. Wenn möglich, sollten die Hüften parallel zum Boden und das Schienbein im rechten Winkel dazu stehen. Das Knie sollte mit dem Fußknöchel eine gerade Linie bilden.
Halten Sie das hintere Bein vollkommen gestreckt. Üben Sie die Stellung zu Beginn an einer Wand, und drücken Sie die obere Schulter, die Hüften und das gebeugte Bein gegen diese.

Virabhadrasana I Krieger

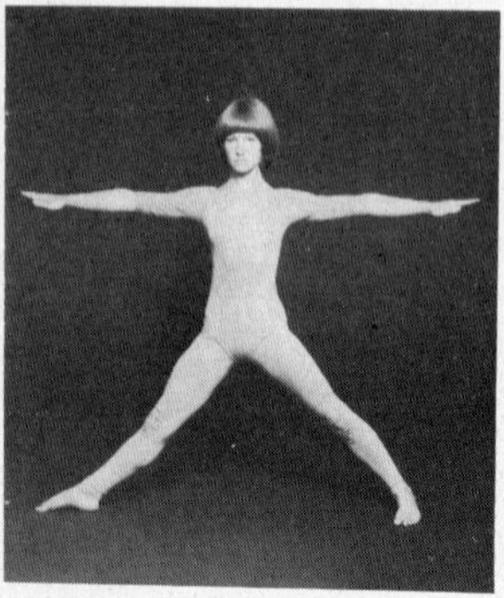 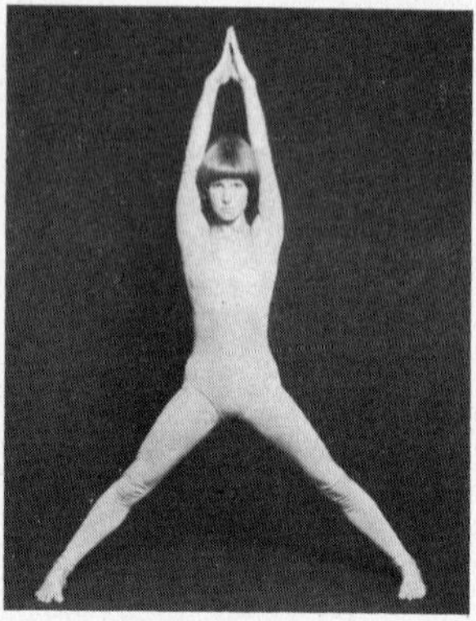

Diese Stellung und die auf den folgenden Seiten sind nach dem legendären Kriegshelden Virabhadra benannt.
Die erste Stellung, Virabhadrasana I, ist ziemlich anstrengend und sollte nicht zu lange gehalten werden. Lassen Sie diese Asana aus, wenn Sie ein schwaches Herz, zu hohen Blutdruck oder Herzklopfen haben. Diese Asana dehnt die Brust, stärkt Beine und Rücken und macht Rücken und Schultern beweglich. Die zweite Haltung, Virabhadrasana II, streckt und stärkt die Bein- und Rückenmuskeln. Diese Standhaltungen bereiten den Körper auf spätere Beugeübungen vor, denn sie stärken und lockern den Rücken und die Beckengegend.

Stellen Sie sich in Tadasana, die Füße in anderthalb Meter Abstand parallel zueinander. Sie atmen ein und heben die Arme seitlich bis in Schulterhöhe.
Beim Ausatmen werden die Handflächen gedreht und die Arme über den Kopf gestreckt. Sie drehen nun den rechten Fuß 90 Grad nach rechts und den linken etwa 60 Grad nach rechts, wobei sich der gesamte Körper mit den Füßen dreht. Die Beine bleiben gestreckt. Die Arme sind gestreckt und die Schultern unten. Sie legen die Handflächen aneinander und führen die Arme bis hinter die Ohren. Anfangs ist dies vielleicht unmöglich, doch müssen die Arme unbedingt gestreckt bleiben und die Schultern dürfen nicht hochgezogen werden.

Virabhadrasana II

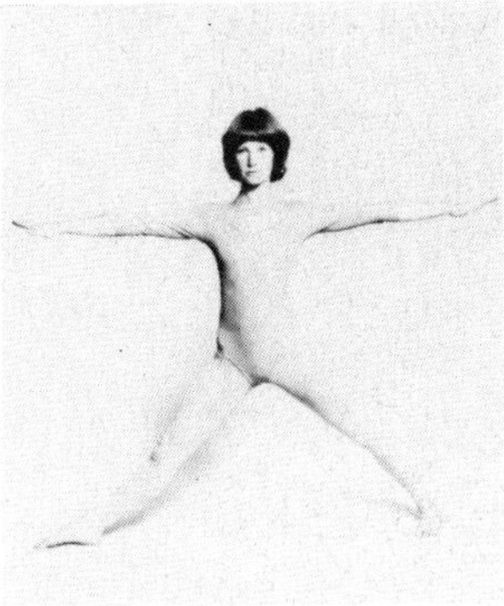

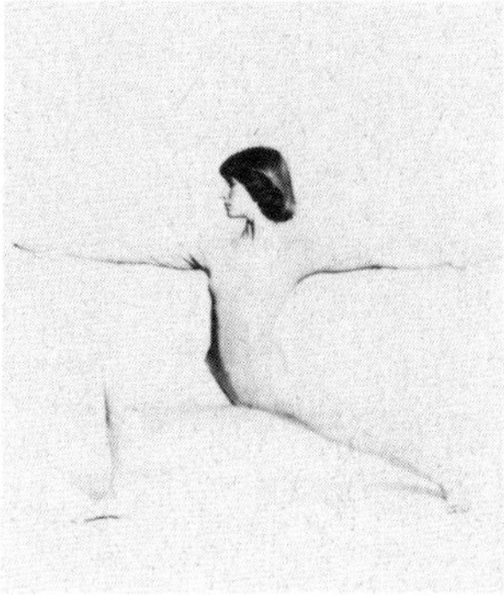

Stellen Sie sich in Tadasana, die Füße anderthalb Meter auseinander; Sie drehen den rechten Fuß um 90 Grad nach rechts und den linken Fuß leicht nach innen.
Sie atmen ein und strecken die Arme zur Seite. Beugen Sie beim Ausatmen das rechte Knie, bis die Hüften horizontal stehen und das Schienbein rechtwinklig. Sie atmen normal und drehen den Kopf nach rechts. Atmen Sie ein, wenn Sie das rechte Knie wieder durchdrücken, und wiederholen Sie die Übung zur linken Seite.

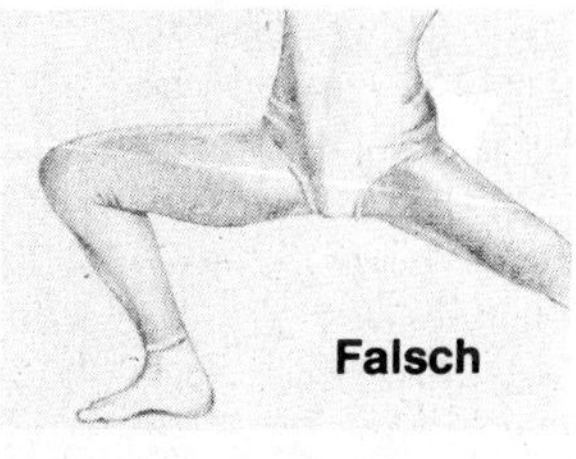

Wichtige Punkte
Das abgewinkelte Knie darf nicht nach vorn rutschen oder, wie auf der Abbildung, über den Fuß hinausragen.

Gesicht, Brust und rechtes Knie weisen in dieselbe Richtung wie der rechte Fuß.
Der hintere Fuß steht flach auf dem Boden.
Das Gewicht sollte nicht auf der Innenkante der Füße liegen. Heben Sie die Schultern nicht.
Die Arme bleiben gestreckt.
Entspannen Sie die Vorderseite des Körpers – Gesicht, Hals und Zwerchfell – der Rücken vollbringt die Arbeit.

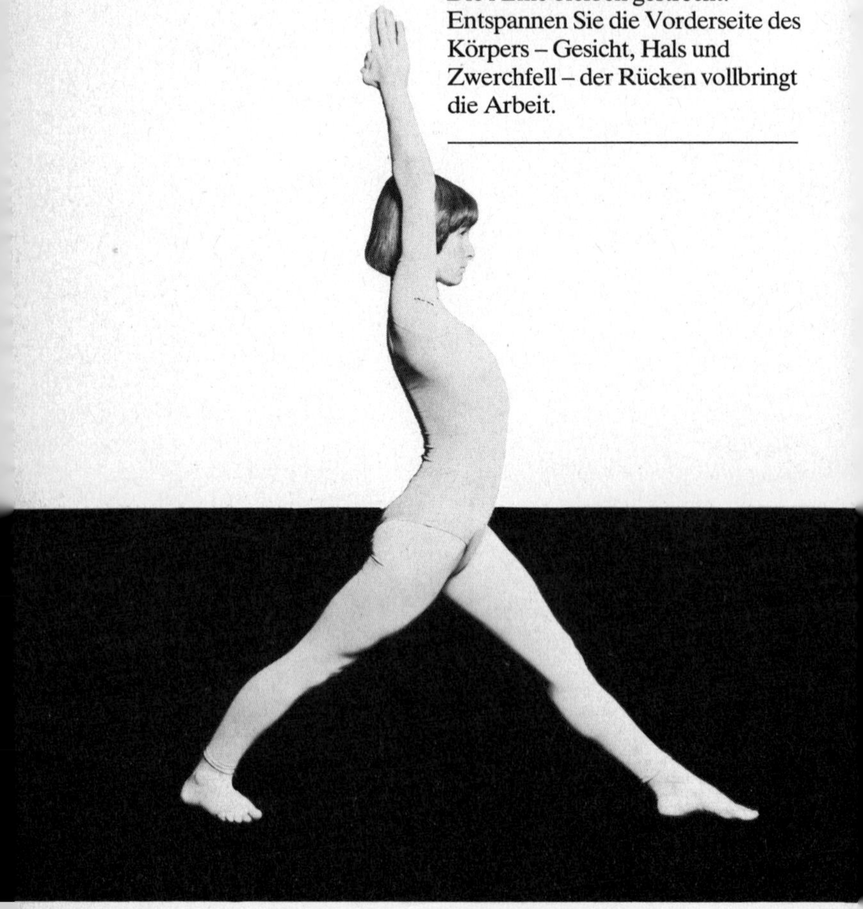

Atmen Sie ein, und beugen Sie beim Ausatmen das rechte Knie, bis das Schienbein rechtwinklig zum Boden steht. Die rechte Hüfte steht horizontal, das rechte Knie ist genau über dem Fußknöchel. Konzentrieren Sie sich darauf, den Rücken absolut gerade zu halten und das Knie gespannt zu lassen. Atmen Sie in dieser Stellung gleichmäßig, und verharren Sie nicht zu lange in ihr.
Atmen Sie beim Durchdrücken des rechten Beins ein. Sie senken die Arme, dann wiederholen Sie die Übung zur anderen Seite.

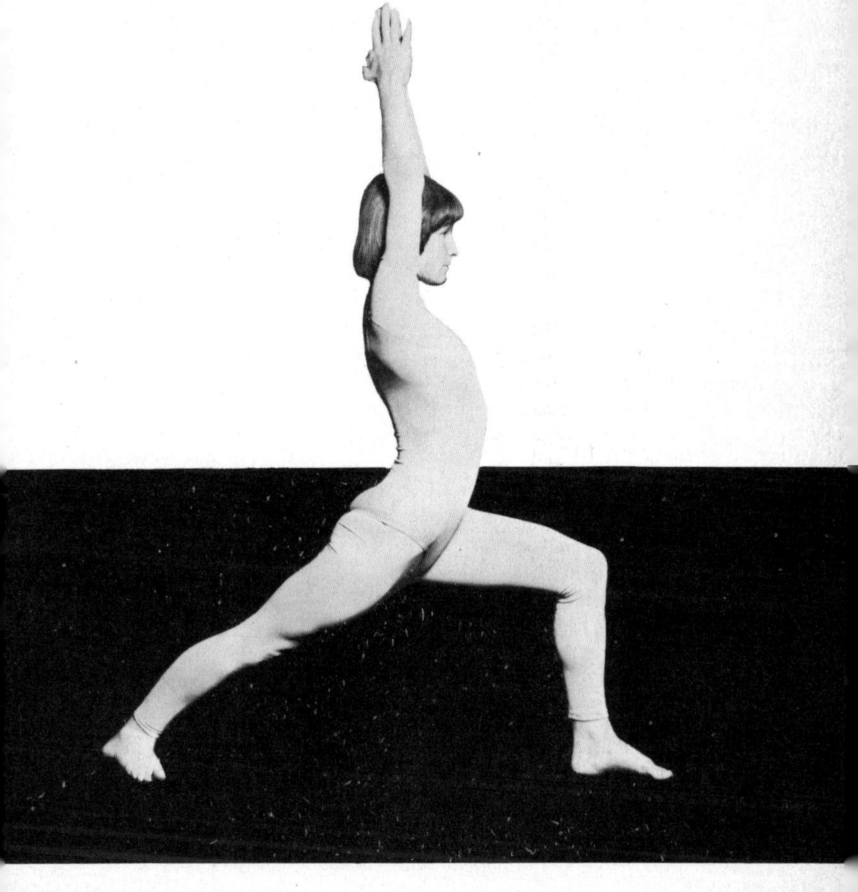

Uttanasana Entspannt sein

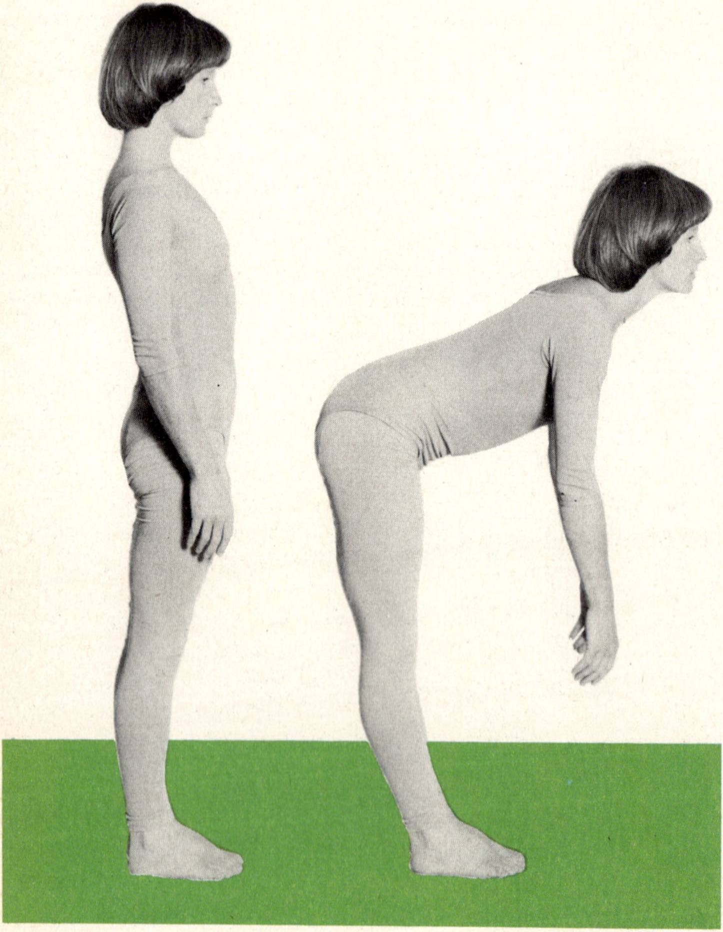

Diese Stellung wirkt entspannend und kann zwischen den anderen Standhaltungen eingeschoben werden – besonders den anstrengenderen –, um den Körper zu lockern und den Geist zu erfrischen. Diese Asana bereitet den Körper auch auf die nach vorn gebeugten Sitzstellungen vor, denn sie nutzt die Schwerkraft, um die obere Körperhälfte von den Hüften an nach unten zu ziehen. Ungeeignet für Menschen mit Bandscheibenschäden.

Sie stellen sich in Tadasana. Die Wirbelsäule soll vollkommen gestreckt sein, ohne daß ein Hohlkreuz oder ein vorgewölbter Bauch entsteht. Sie atmen tief ein und beugen sich beim Ausatmen von den Hüften an nach vorn. Halten Sie den Rücken beim Vorbeugen gestreckt, wobei die Brust vorn ist. Sie halten den Kopf hoch und schauen geradeaus. Wenn Sie die Beugung beendet haben, lassen Sie den Kopf hängen, damit er sich vollkommen entspannt. Atmen Sie nun normal, und konzentrieren Sie sich auf das Strecken der Knie und die gleichzeitige Entspannung des Oberkörpers. Sie werden merken, wie Sie Ihr eigenes Gewicht allmählich nach unten zieht. Sie verharren in dieser Haltung solange Sie wollen, dann richten Sie sich beim Einatmen auf, indem Sie zuerst den Kopf heben. Der Rücken bleibt dabei gerade.

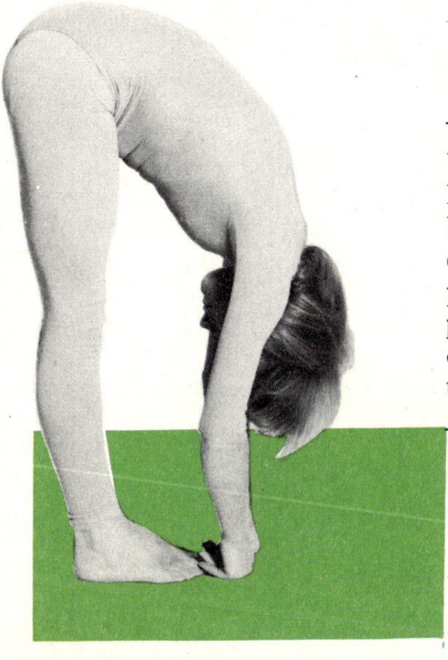

Wichtige Punkte
Halten Sie den Rücken beim Vorbeugen und Aufrichten gerade. In der Endstellung hängt der Oberkörper so locker wie bei einer Stoffpuppe; konzentrieren Sie sich besonders auf die Entspannung von Kopf und Nacken.

Vrkasana Baum

Diese Stellung verlangt Standvermögen, Gleichgewicht und Konzentration. Sollten Sie anfänglich nicht sicher stehen, dann versuchen Sie die Übung mit dem Rücken gegen die Wand gelehnt. Das Standbein soll im Knie gestreckt sein, so daß es sicher steht, den Fuß fest auf dem Boden. Das Balancieren wird leichter, wenn man fest auf einen Punkt in der Ferne blickt.

Sie stellen sich in Tadasana, beugen das rechte Knie und legen den rechten Fuß mit beiden Händen fest gegen den linken Oberschenkel, wobei die Zehen nach unten weisen. Drücken Sie die Fußsohle gegen den Schenkel.
Nun richten Sie sich ganz auf, das linke Bein vollkommen gestreckt. Legen Sie die Handflächen aneinander, und heben sie langsam die Arme gerade über den Kopf. Versuchen Sie die Schultern nicht zusammen mit den Armen anzuheben. Ziehen Sie das abgewinkelte Knie sanft zurück.

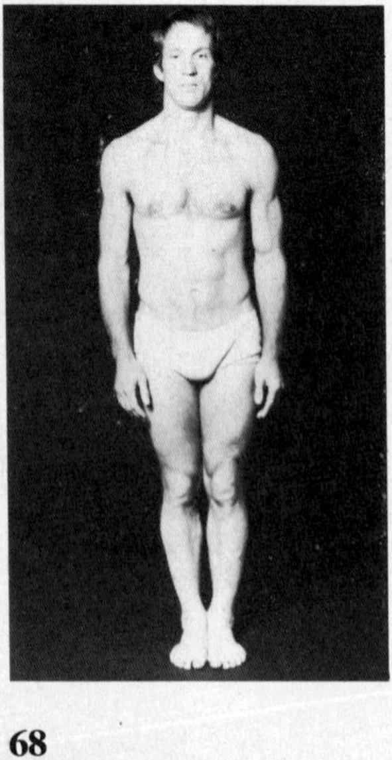

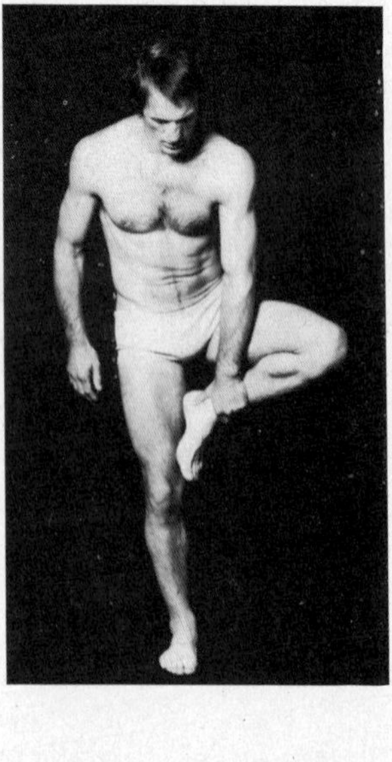

Sie verharren ein paar Sekunden in dieser Stellung und atmen tief, dann entspannen Sie Arme und Bein und stellen sich wieder in Tadasana. Wiederholen Sie die Stellung auf dem rechten Bein.

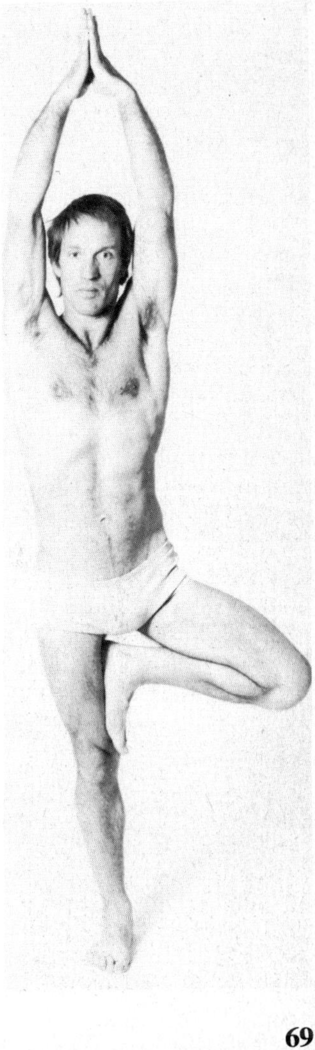

Wichtige Punkte

Es ist einfacher, das Gleichgewicht zu halten, wenn man die Muskeln des Standbeins anspannt und die Sohle des anderen Fußes fest gegen den Oberschenkel drückt.

Das abgewinkelte Knie sollte sich nicht nach vorn bewegen.

Parsvottanasana

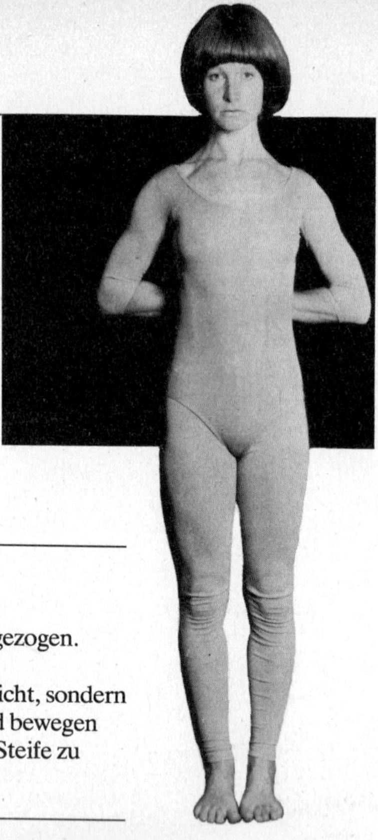

Wichtige Punkte
Die Knie bleiben ständig gestreckt.
Die Ellbogen werden nach hinten gezogen.
Die Kehle bleibt entspannt.
Schütteln Sie die gelösten Hände nicht, sondern drehen Sie sie vom Körper weg und bewegen Sie die Finger leicht, um ihnen die Steife zu nehmen.

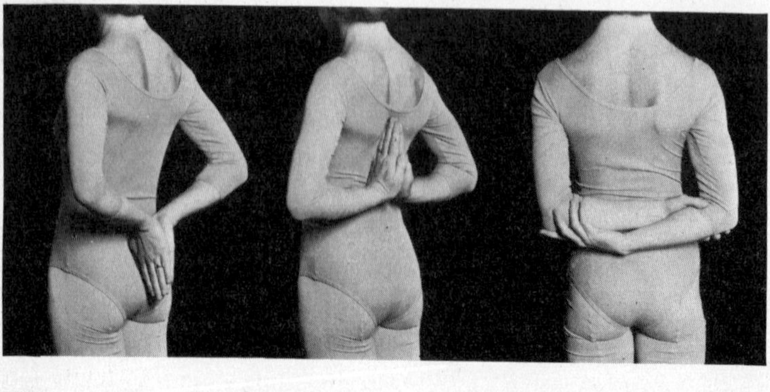

Diese Asana besteht aus einer Folge von Bewegungen. Die Haltung der Hände hinter dem Rücken streckt die Handgelenke und macht sie beweglicher. Auch wird die Brust gedehnt, denn die Schultern werden nach hinten und die Brust nach vorn gedrückt. Das erleichtert tiefes Atmen und bessert runde Schultern in der normalen Körperhaltung. Das zweifache Beugen des Rückens macht die Wirbelsäule biegsam, und das Drehen der Füße in Verbindung mit dem Vorbeugen lockert die Hüftmuskeln. Diese Stellung ist für die meisten Menschen anfangs sehr schwierig, doch sollte man ausdauernd üben, denn sie vermittelt einem ein sehr gutes Gefühl dafür, wie der Körper stehen und sich bewegen sollte.

Sie stellen sich in Tadasana und legen die Handflächen hinter dem Rükken aneinander, wobei die Finger nach unten weisen. Ziehen Sie Schultern und Ellbogen zurück. Nun drehen Sie die Handgelenke, so daß die Finger entlang der Mitte des Rückens nach oben zeigen und in Höhe der Schulterblätter liegen. Ist dies angenehm, dann führen Sie die Asana in dieser Haltung fort.
Wenn jedoch die Handhaltung sehr unbequem ist, oder wenn Sie sie überhaupt nicht einnehmen können, dann machen Sie weiter, indem Sie die Ellbogen hinter dem Rücken mit den Händen festhalten.
Sie grätschen die Beine, die Füße einen Meter auseinander und drehen den rechten Fuß 90 Grad, den linken etwa 60 Grad nach rechts. Die Beine bleiben ständig gestreckt. Sie atmen ein und werfen den Kopf zurück, so daß Sie genau über sich schauen und sich die obere Wirbelsäule leicht durchbiegt. Beugen Sie den Rumpf beim Ausatmen nach vorn, wobei der Rücken gestreckt bleibt. Diese Bewegung gleicht dem Vorbeugen auf Seite 66.

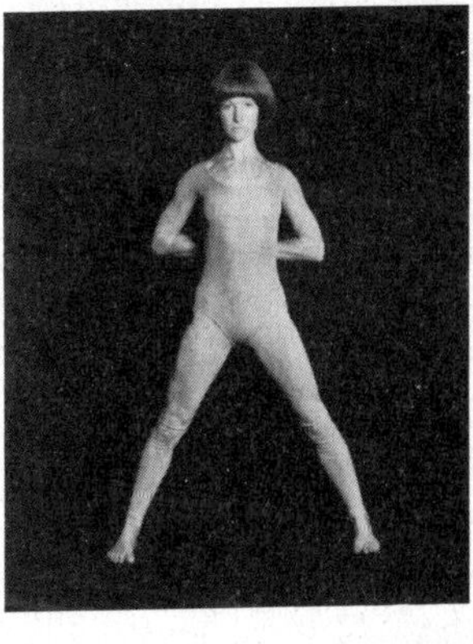

Sie entspannen den Nacken und lassen den Kopf auf das rechte Knie sinken. Verharren Sie bis zu 20 Sekunden bei normaler Atmung in dieser Haltung, dann drehen Sie beide Füße in die entgegengesetzte Richtung und schwenken den Körper nach links. Beim Einatmen richten Sie den Körper auf und biegen den Kopf so weit wie möglich nach hinten, ohne die Beine zu beugen. Beim Ausatmen beugen Sie sich vor und lassen den Kopf hängen.

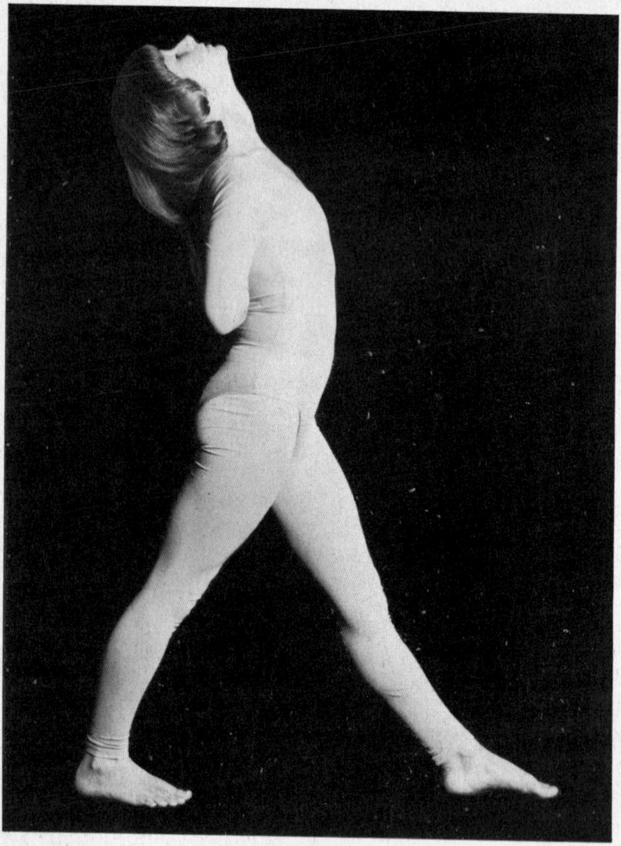

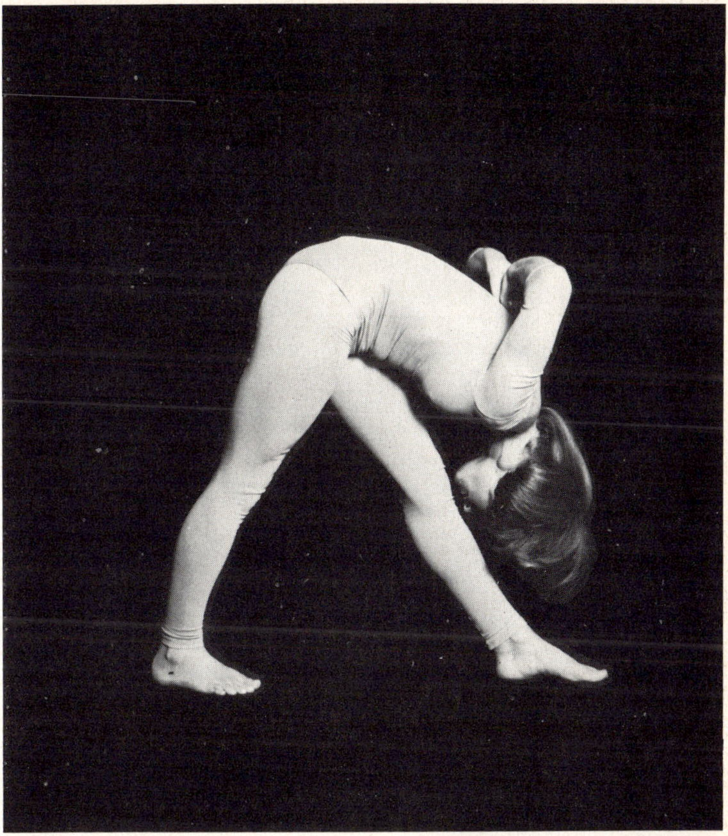

Nachdem Sie diese Stellung bei normaler Atmung gehalten haben, drehen Sie die Füße, bis sie nach vorn weisen und parallel stehen, wobei der Kopf zur Mitte bewegt wird. Beim Einatmen richten Sie sich auf und lösen die Hände.

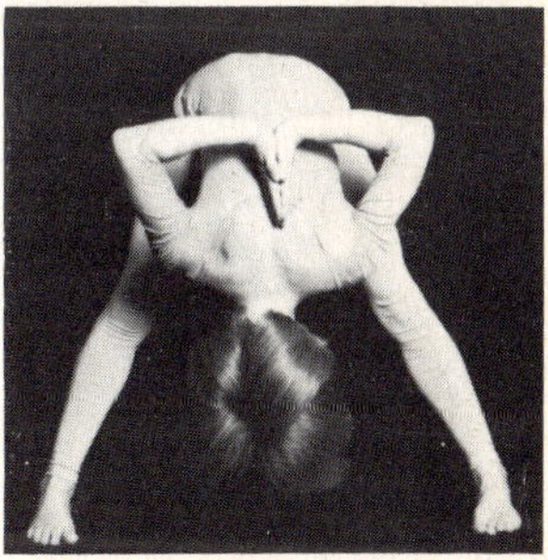

Schulterübungen

Diese Asana ist keine vollständige Stellung. Sie ist Teil einer schwierigeren Haltung. Für sich genommen ist sie jedoch eine gute Übung zur Lockerung der Schultern. Die Schultern vieler Menschen sind aufgrund schlechter Haltung und geistiger Nervosität stark verspannt. Spannungen beginnen meist in Nacken und Schultern. Die Lockerungsübungen tragen zur Wahrnehmung von vorhandenen Spannungen und zur bewußten Entspannung bei.
Stellen Sie sich in Tadasana. Beim Einatmen heben Sie den rechten Arm über den Kopf und bewegen die linke Hand zur Rückenmitte. Beim Ausatmen fassen sich die Hände. Gelingt dies nicht, dann nehmen Sie ein Tuch. Versuchen Sie, die Hände zueinander zu hangeln. Wenn Sie die Hände ohne Schwierigkeiten zusammenbringen, versuchen Sie, die Handgelenke zu fassen. Sie lösen die Hände, entspannen die Arme und wiederholen die Übung auf der anderen Seite.
Wahrscheinlich werden Sie über die unterschiedliche Beweglichkeit der beiden Schultern überrascht sein. Das zeigt das Ungleichgewicht an, das in fast jedem von uns besteht und das durch Yoga behoben wird.

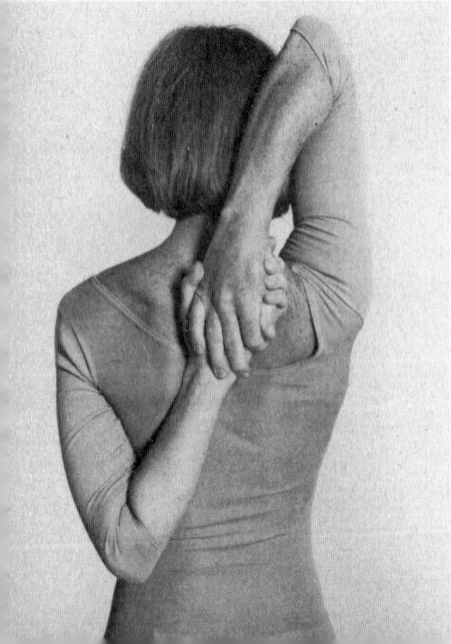

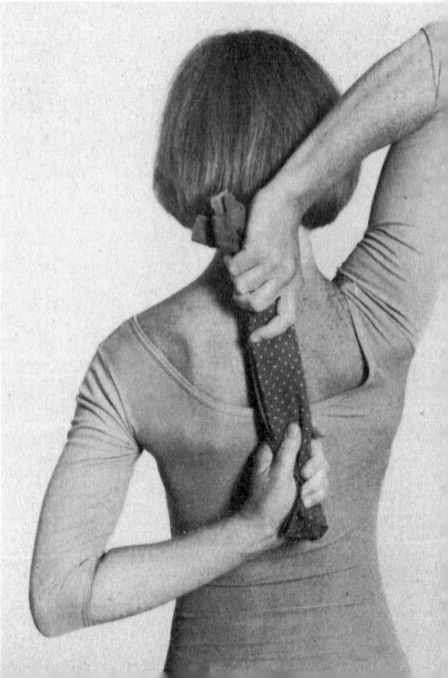

Dandasana Stock

Dandasana bedeutet Stock oder Rute. In dieser Stellung sollte der Rükken vollkommen gerade sein. Diese Asana ist nur scheinbar so einfach, denn viele Erwachsene werden merken, daß sie ihre Rückenmuskeln stark anstrengen müssen, um sie zu halten. Diese Schwäche kommt vom lebenslangen Sitzen auf Stühlen. Es ist interessant, ein kleines Kind zu beobachten, das diese Stellung ohne Schwierigkeiten einnimmt und lange sitzen bleibt.
Sie setzen sich auf Yogamatte oder -teppich auf den Boden und strecken die Beine gerade nach vorn. Sie sollten auf den Beckenknochen sitzen und nicht auf den unteren Teil der Wirbelsäule zurücksinken.
Legen Sie die Hände neben die Hüften auf den Boden, wobei die Finger auf die Füße weisen. Wenn Ihre Arme nicht so lang sind, setzen Sie die Fingerspitzen auf den Boden. Verweilen Sie in dieser Haltung solange es sie nicht anstrengt, dann entspannen Sie sich und wiederholen das Ganze zwei- oder dreimal.

Wichtige Punkte
Wenn der Rücken richtig gestreckt ist, bildet er einen rechten Winkel mit den Beinen.
Anfänger sollten diese Stellung an einer Wand üben.

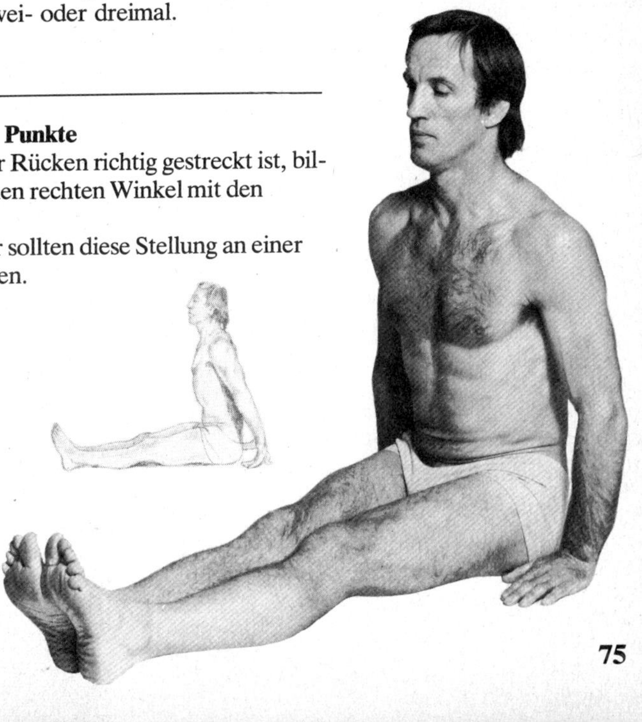

Paschimottanasana Kniekuß

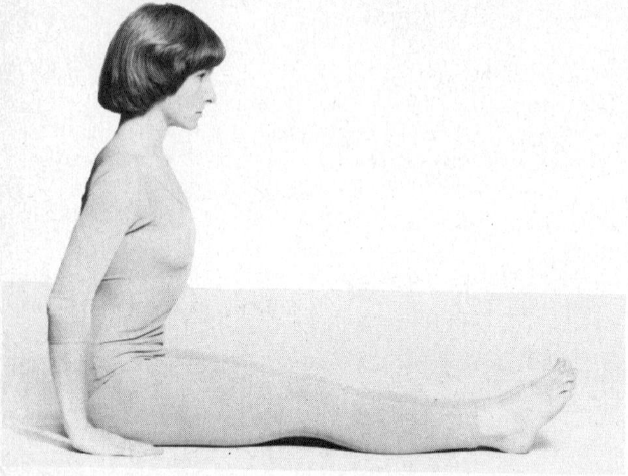

Paschimottanasana ist eine der wichtigsten Yogastellungen. Wörtlich bedeutet Paschima Westen, was sich auf den Rücken des gesamten Körpers vom Scheitel bis zur Sohle bezieht, der vollkommen gestreckt wird. In dieser Asana kann man relativ lange verweilen, bis zu fünf Minuten, und nach einiger Zeit wird sie zu einer entspannten Haltung. Die Wirbelsäule, das Herz und die Bauchorgane werden durch Paschimottanasana gekräftigt, und diese Stellung beruhigt und erfrischt den Geist.

Zuerst setzen Sie sich in Dandasana (Abb. oben). Sie drücken die Knie gegen den Boden, um die Beine zu strecken. Richten Sie den Rücken gerade auf, Brust nach vorn und Schultern zurück. Die Füße bleiben entspannt.
Nun strecken Sie die Hände vor (rechts oben) und lassen sie an den Beinen hinuntergleiten bis zu einem Punkt, an dem Sie sie bequem halten können, ohne die Schultern rund zu machen. Wenn Sie die Zehen nicht erreichen, dann suchen Sie sich eine alternative Stellung (Seite 79). Sie atmen tief ein, strecken den Rücken und dehnen gleichzeitig die Brust. Beim Ausatmen (Mitte) strecken Sie den Rücken und ziehen den Rumpf nach vorn, wobei der Brustkorb flach an den Beinen entlang gestreckt werden sollte. Wenn der Körper auf den Beinen liegt, senkt man den Kopf und berührt mit dem Gesicht die Knie.

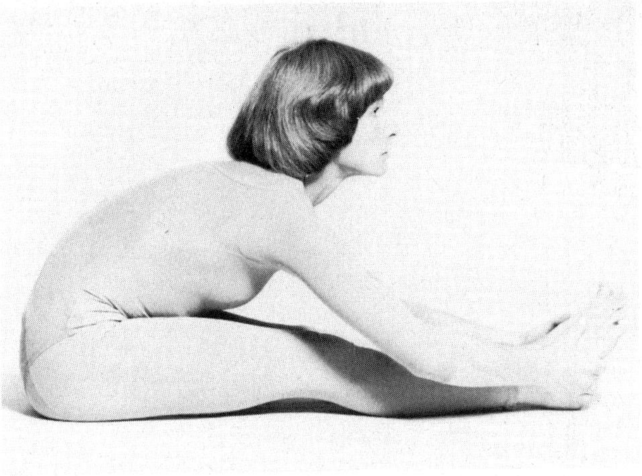

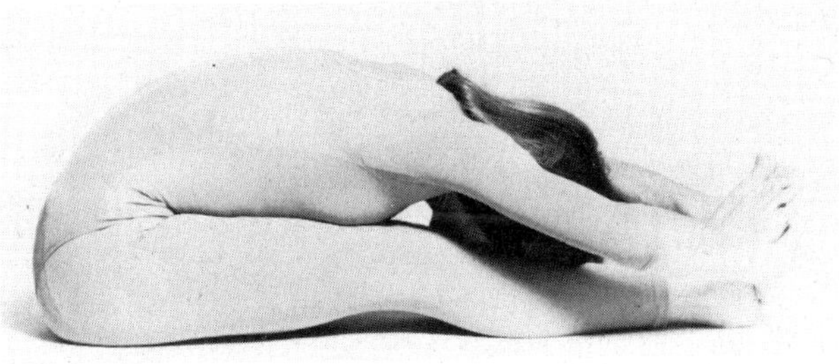

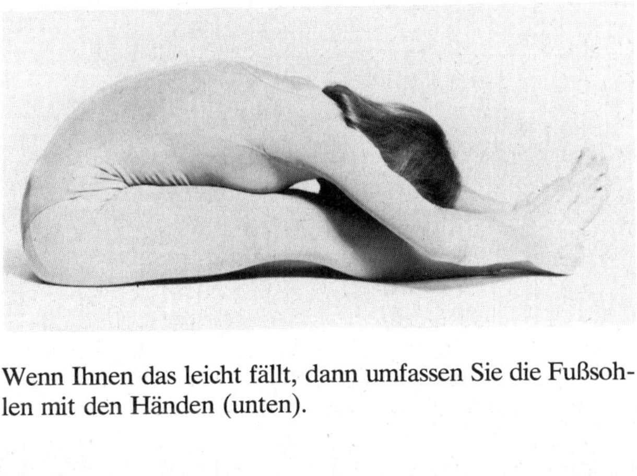

Wenn Ihnen das leicht fällt, dann umfassen Sie die Fußsohlen mit den Händen (unten).

Wenn Sie nicht an die Zehen kommen, versuchen Sie sich an den Fußgelenken oder Waden festzuhalten. Sie atmen ein und strecken den Rükken. Beim Ausatmen ziehen Sie sich so weit wie möglich nach vorn, wobei Sie in den Hüften abknicken. Sollten Sie in den Hüften sehr unbeweglich sein, versuchen Sie es mit der rechts abgebildeten Methode.

In dieser Stellung wird normal geatmet. Verharren Sie anfangs nicht zu lange darin, sondern verlängern Sie die Dauer nach und nach. Versuchen Sie in der Stellung zu verharren, dann zu entspannen, dann wieder zu verharren. Der Rücken sollte nur beim Ausatmen vorsichtig weiter gestreckt werden.

Wenn Ihre Hüften und die untere Rückengegend sehr steif sind, dann schlingen Sie ein Handtuch oder einen Gürtel um die Füße (unten). Damit ziehen Sie sich nach vorn, wobei die Schultern unten und die Brust vorn bleiben. Verlieren Sie nicht den Mut, wenn Sie sich fast gar nicht beugen können; der Lockerungsprozeß geht nur allmählich vonstatten. Fortschritte werden durch regelmäßiges Üben auch der aufrechten Stellungen erzielt.

Wichtige Punkte

Die Bewegung des Rumpfes geht nach vorn.

Die Wirbelsäule soll gestreckt werden, bis der Rumpf fast flach auf den Beinen liegt. Um den Kopf auf die Knie zu legen, sollte man aber weder die Schultern runden, noch den Rücken krümmen.

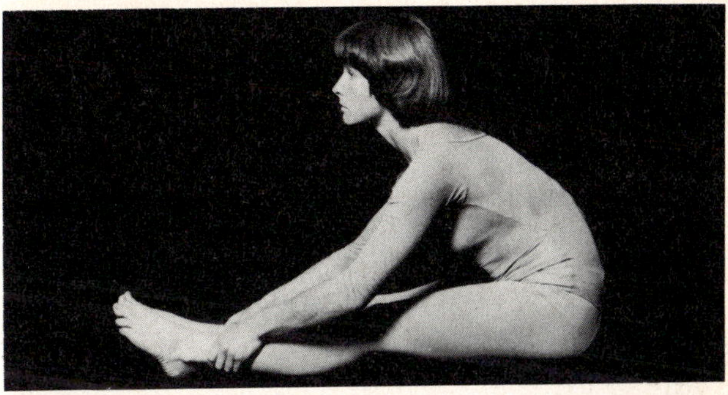

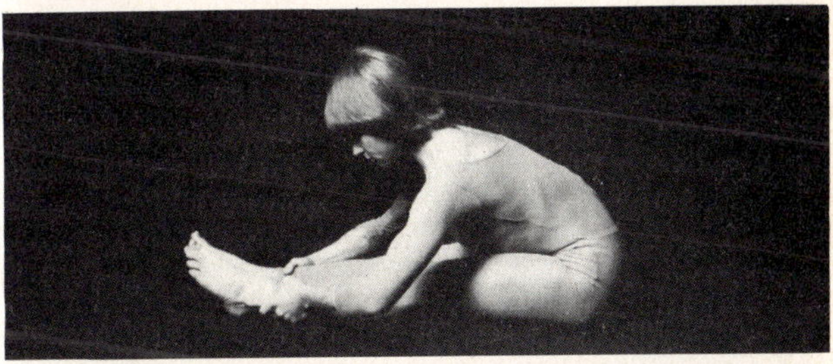

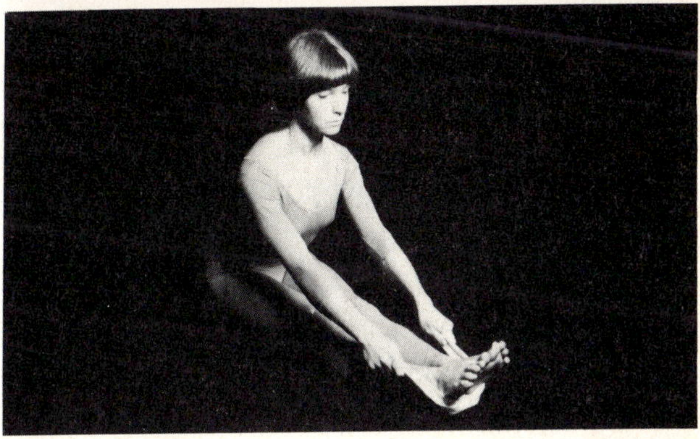

Janu Sirsasana

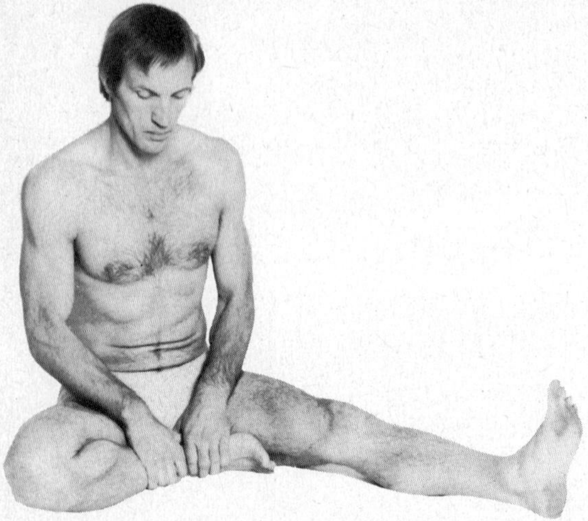

In dieser Stellung beugt man sich auf das ausgestreckte Bein herunter, bis der Kopf schließlich auf dem Knie liegt, wie in Paschimottanasana. Janu bedeutet Knie, Sirsa ist der Kopf. Das andere Knie wird abgebogen und zurückgezogen. Janu Sirsasana aktiviert die inneren Organe und regt die Verdauung an. Insbesondere kräftigt es die Nieren, was man beim Vorbeugen in der unteren Rückenpartie spürt. Den meisten Übenden fällt das Vorbeugen in dieser Asana leichter als in Paschimottanasana.

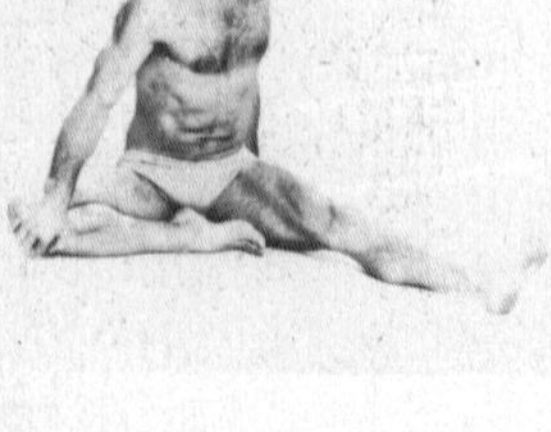

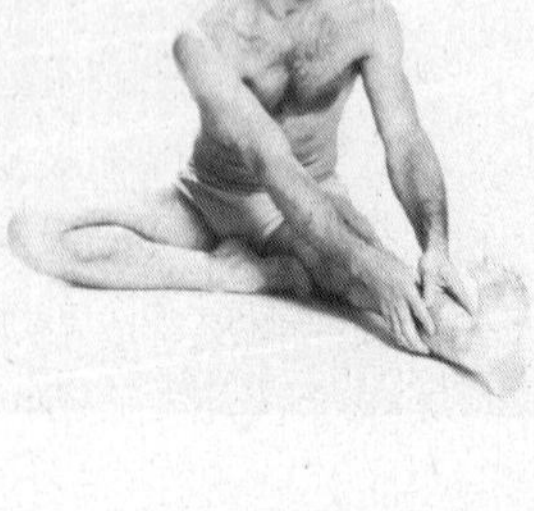

Sie setzen sich in Dandasana, beugen das rechte Knie und ziehen den rechten Fuß so zu sich hin, daß die Ferse ganz oben an dem rechten Oberschenkel ruht, und der große Zeh die Innenseite des linken Oberschenkels berührt.
Drücken Sie das rechte Knie so weit wie möglich nach hinten, um den Winkel zwischen den Beinen zu vergrößern. Der Körper ist vom gebeugten Bein aus gestreckt.
Nun fassen Sie den linken Fuß mit beiden Händen. Wenn sie nicht an den Fuß kommen, dann ergreifen Sie das Fußgelenk oder ein um den Fuß geschlungenes Tuch. Sie atmen ein, strecken den Rücken und ziehen sich beim Ausatmen nach vorn, um die Brust auf den linken Oberschenkel zu legen. Bleiben Sie bei normaler Atmung für einige Augenblicke in dieser Stellung. Dann atmen Sie ein und richten sich auf. Wiederholen Sie die Übung mit dem anderen Bein.

Wichtige Punkte
Das Knie des gestreckten Beins sollte in Kontakt mit dem Boden bleiben.
Das abgewinkelte Knie ist nach hinten gedrückt.
Beim Vorbeugen soll der Rücken nicht gekrümmt werden. Wenn man sich nicht weit beugen kann, hält man den Kopf oben.
Wenn das abgewinkelte Bein schmerzt, dann schiebt man eine Decke oder ein Kissen unter den Oberschenkel.

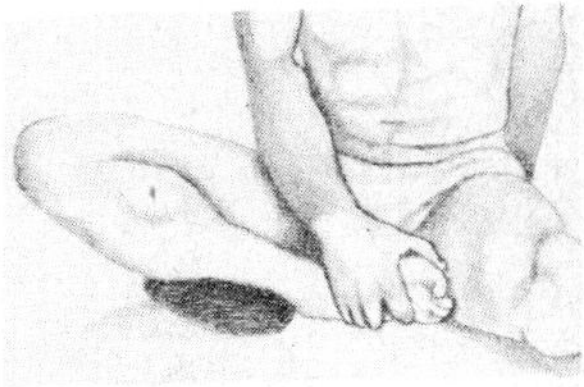

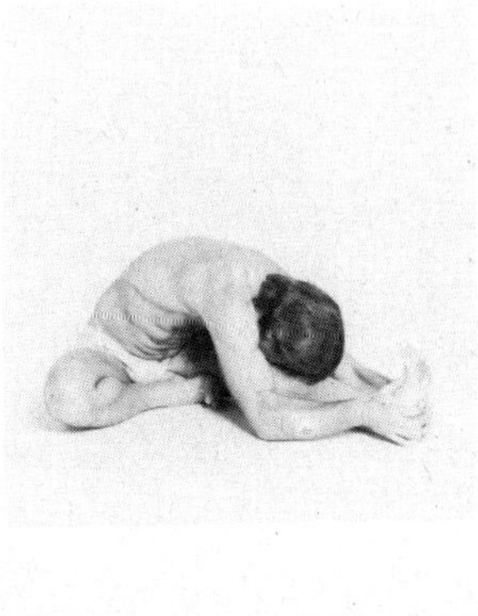

Baddha Konasana Schuster

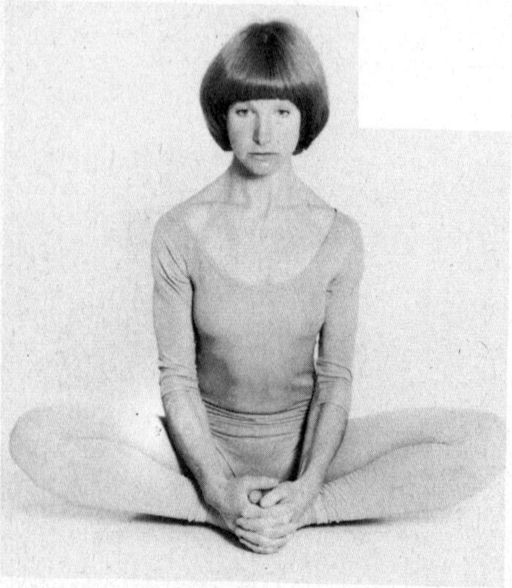

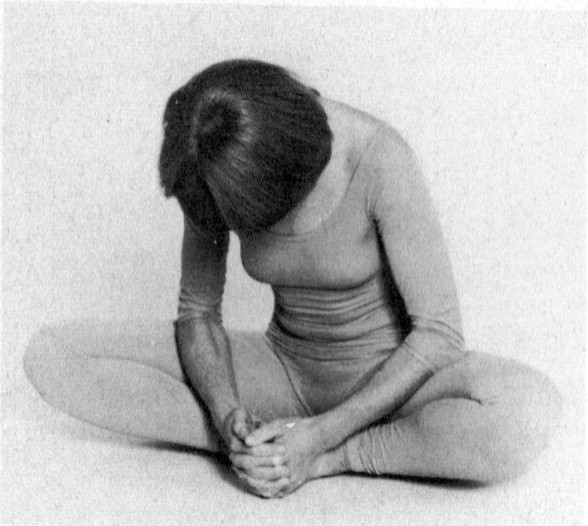

Wichtige Punkte
Man sitzt auf den Beckenknochen, nicht auf dem unteren Ende der Wirbelsäule.
Der Rücken kann mit Hilfe der Arme aufgerichtet werden, doch dürfen dabei die Schultern nicht hochgezogen werden.
Versuchen Sie bewußt, die gestreckten Muskeln zu entspannen, besonders auf dem Oberschenkel und in der Leistengegend.
Nur so kann man die Knie tiefer bringen, nicht durch abrupten Druck.

Diese Asana heißt Schusterstellung, weil sie die traditionelle Arbeitshaltung der indischen Schuster ist. Kona ist der Winkel, und Baddha heißt gefangen, zurückgehalten. Der Winkel zwischen den Beinen ist stumpf, die Füße werden mit den Händen ergriffen. Gerade während der Schwangerschaft ist diese Stellung angezeigt, weil sie in Vorbereitung auf die Geburt die Beckenmuskulatur streckt.

Sie setzen sich in Dandasana, beugen die Knie und ziehen die Füße zu sich heran. Legen Sie die Fußsohlen aneinander, so daß die Außenseiten der Füße den Boden berühren. Verschränken Sie die Hände um die Zehen herum, und ziehen Sie die Füße so nahe wie möglich an den Körper heran. Im Idealfall sollen die Fersen den Damm berühren. Strecken Sie das Rückgrat, so daß Sie gerade sitzen.
Wenn die Knie auf oder nahe dem Boden sind, dann drücken Sie mit den Ellbogen auf die Oberschenkel und beugen den Rumpf beim Ausatmen nach vorn. Im Idealfall soll das Kinn auf dem Boden ruhen! Atmen Sie beim Aufrichten ein. Strecken und entspannen Sie die Beine.

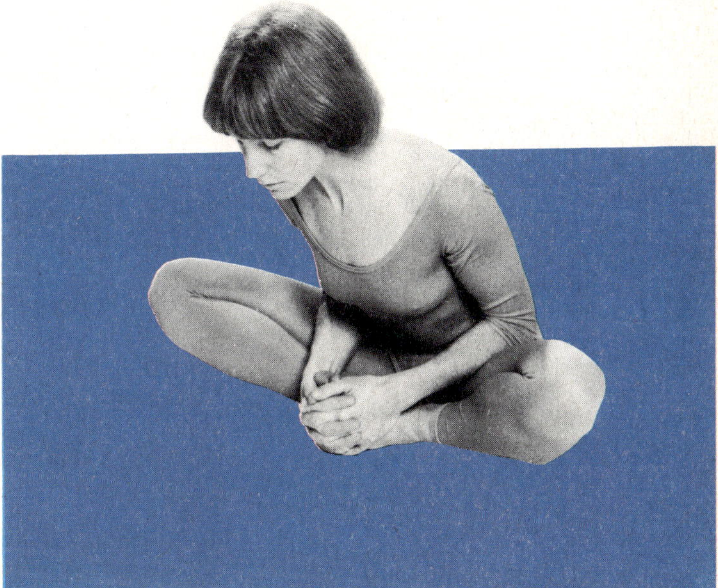

Virasana I Held

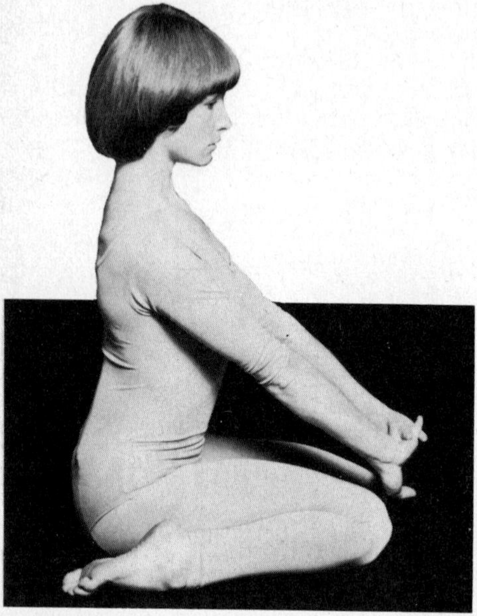

Vira bedeutet Held oder Krieger. Virasana ist gut für Meditation und Pranayama (Atemübungen), besonders für Menschen, die die Stellungen mit gekreuzten Beinen unbequem finden. In dieser Haltung kann der Rücken gerade und entspannt sein. Im Gegensatz zu den meisten anderen Yogastellungen kann Virasana gleich nach dem Essen eingenommen werden, denn es regt die Verdauung an. Virasana erhöht die Beweglichkeit der Kniegelenke und ist gut gegen Plattfüße. Bei regelmäßiger Übung werden die Füße und Fußgelenke gestreckt, so daß die Wölbungen gut ausgeformt werden. Es kann mehrere Jahre dauern, bevor man auf dem Boden sitzt. Ein Forcieren kann zu Knieschäden führen.

Knien Sie sich auf den Boden, die Knie sind zusammen und die Füße liegen in einiger Entfernung zueinander mit den Oberseiten auf dem Boden.

Nun lassen Sie sich vorsichtig nieder, so daß Sie schließlich zwischen Ihren Füßen auf dem Boden sitzen. Wenn die Knie steif sind, legen Sie die Hände auf die Fersen und verlagern das Körpergewicht beim Niedersetzen auf die Hände. Gelingt Ihnen diese Stellung nicht, dann setzen Sie sich auf Ihre Füße, wie es auf der gegenüberliegenden Seite gezeigt wird. Legen Sie die Hände auf die Knie, und bleiben Sie so lange in dieser Stellung, wie es Ihnen angenehm ist. Atmen Sie dabei tief und gleichmäßig.
Anfangs können Sie vielleicht nur ein paar Sekunden in Virasana sitzen, aber wenn Sie täglich üben, werden Ihre Knie und Fußgelenke beweglicher. Für den folgenden Teil der Übung muß man bequem sitzen, also wenn nötig auf den Fersen.

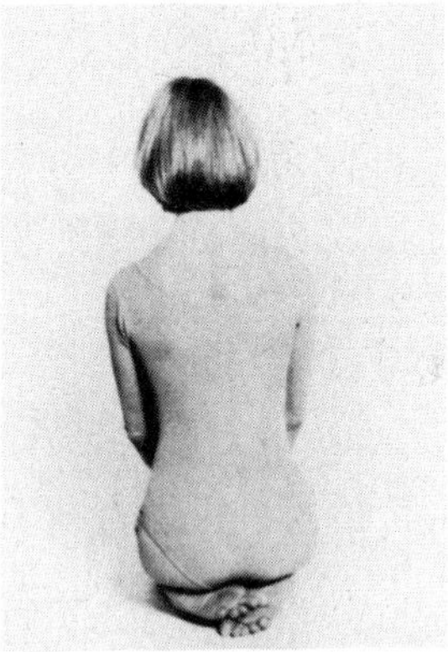

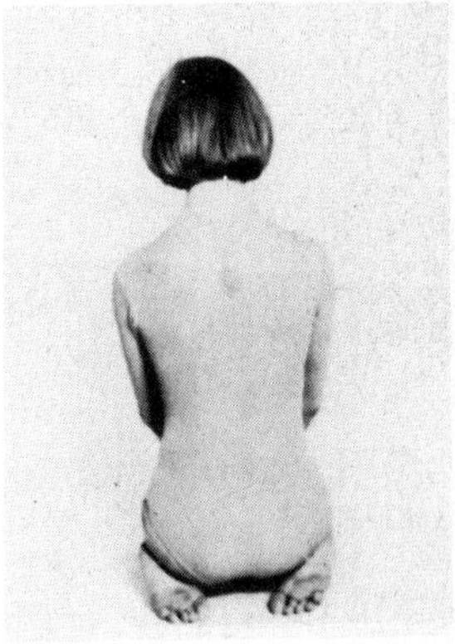

Wichtige Punkte
Wenn Ihre Knie sehr steif sind, dann setzen Sie sich zuerst auf die Füße oder einen Stapel Zeitschriften. Mit einiger Übung kann man nach und nach die Füße voneinander entfernen, bis man auf den Fersen und den Innenkanten der Füße sitzt.
Schließlich wird man irgendwann auch auf dem Boden zwischen den Füßen sitzen können.

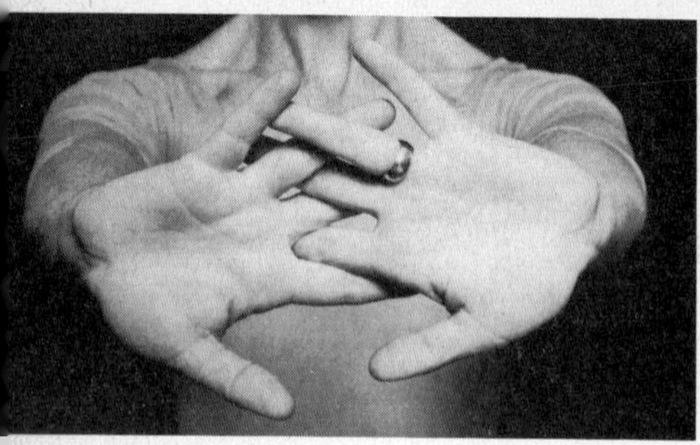

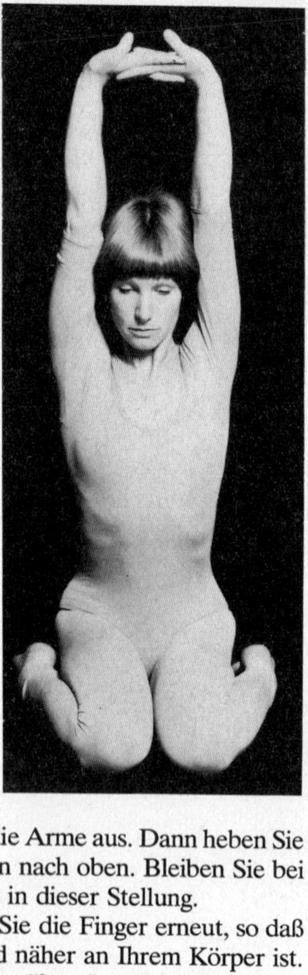

Sie verschränken die Finger und strecken die Arme aus. Dann heben Sie sie gerade über den Kopf, die Handflächen nach oben. Bleiben Sie bei normaler Atmung etwa eine halbe Minute in dieser Stellung.
Lockern Sie die Arme, und verschränken Sie die Finger erneut, so daß diesmal der Zeigefinger der anderen Hand näher an Ihrem Körper ist. Wiederholen Sie die Übung mit den Armen über dem Kopf. Dann lassen Sie die Arme sinken und entspannen diese.
Nun legen Sie die Handflächen auf die Fußsohlen. Beim Ausatmen beugen Sie den Rumpf nach vorn (siehe Abb. rechts oben). Sie bleiben bis zu einer Minute in dieser Haltung und atmen normal. Beim Aufrichten einatmen. Dann nehmen Sie die Füße nach vorn und entspannen diese.

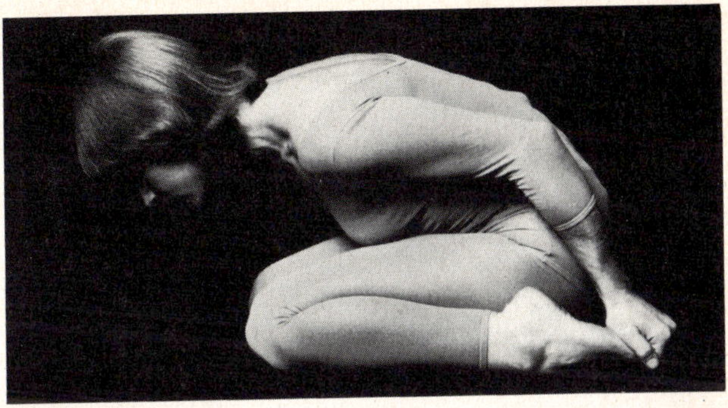

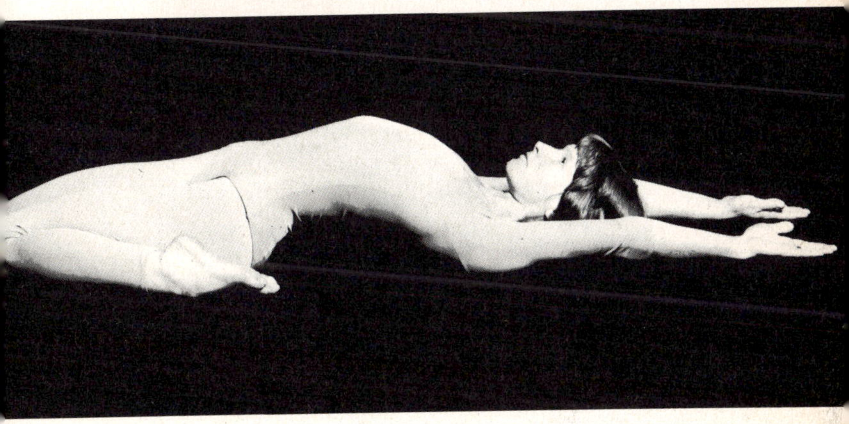

Der letzte Teil der Übung (Abb. unten) ist eine weiterentwickelte Form, Supta Virasana genannt. Man sollte sie nur angehen, wenn man ohne Schwierigkeiten auf dem Boden zwischen seinen Füßen sitzen kann. Fassen Sie die Füße mit den Händen und lehnen Sie sich langsam auf die Ellbogen zurück. Beugen Sie sich weiter herunter, bis Ihr Rücken und schließlich Ihr Kopf auf dem Boden ruhen.
Zuletzt strecken Sie die Arme hinter dem Kopf auf dem Boden aus. Bleiben Sie solange wie möglich in dieser Stellung und atmen Sie tief. Dann umfassen Sie wieder Ihre Füße, drücken sich auf die Ellbogen hoch und richten sich beim Ausatmen auf.
Supta Virasana ist eine entspannende Haltung. Sie bringt müden und schmerzenden Beinen Erleichterung und streckt die Bauchorgane und die Beckenregion.

Bharadvajasana I Ranke

Von allen Übungen, in denen die Wirbelsäule gedreht wird, ist diese die einfachste. Sie macht den Rücken geschmeidig, indem sie auf die Rükken- und Lendenbereiche der Wirbelsäule wirkt. Zwei schwierigere Drehhaltungen werden im weiteren Verlauf des Buches gezeigt. Bharadvajasana kann auch von Menschen mit einem sehr steifen Rücken gemacht werden, denn die Drehung geschieht sehr sanft, und man braucht die Glieder dabei nicht zu verrenken. Menschen mit Arthritis werden diese Stellung als sehr wohltuend empfinden.

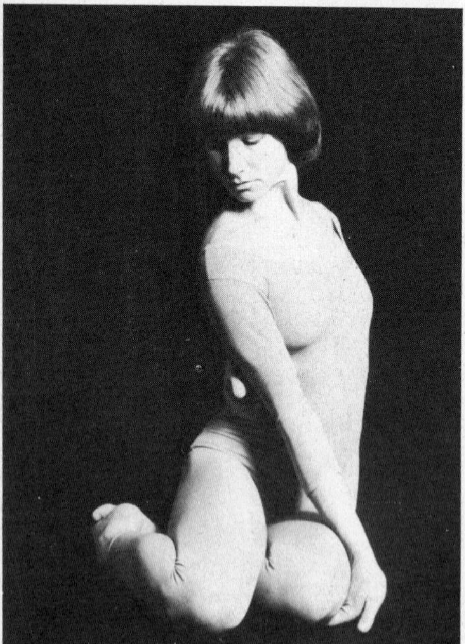

Sie setzen sich in Dandasana, beugen die Knie und bringen beide Beine auf die rechte Körperseite neben die Hüfte. Sie setzen sich aufrecht hin, wenden den Rumpf nach links, strecken den rechten Arm aus und schieben die Finger der rechten Hand außen unter das linke Knie. Die Handfläche liegt auf dem Boden.
Sie drehen den linken Arm hinter den Rücken, beugen den Ellbogen und versuchen mit der linken Hand den rechten Arm über dem Ellbogen zu ergreifen. Sie drehen den Kopf und blicken über die rechte Schulter. Sie atmen normal und verharren in dieser Stellung, dann wiederholen Sie sie zur anderen Seite.

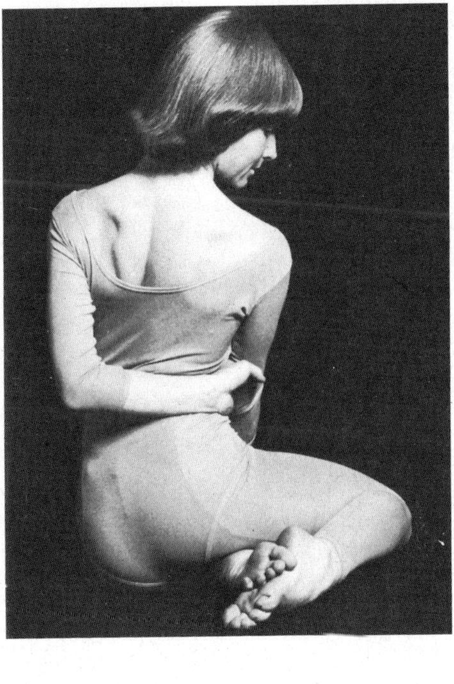

Wichtige Punkte
Die Knie müssen sich berühren.
Wenn man den gestreckten Arm nicht mit der Hand ergreifen kann, dann führt man den abgewinkelten Arm nur so weit wie möglich hinter den Rücken.

Bhujangasana Kobra

Bhujanga ist die Schlange. In dieser Stellung liegt man zuerst mit dem Gesicht nach unten, dann richtet sich der Oberkörper wie eine Schlange vom Boden auf. Die Wirbelsäule wird dabei nach hinten gebogen und die Brust gedehnt. Die Liste Ihrer Yoga-Übungen sollte wenigstens eine Rückbeugehaltung enthalten, und in der Kobra kann man sich so weit zurückbeugen, wie es der Rücken verträgt, indem man das Gewicht auf die Hände verlagert.

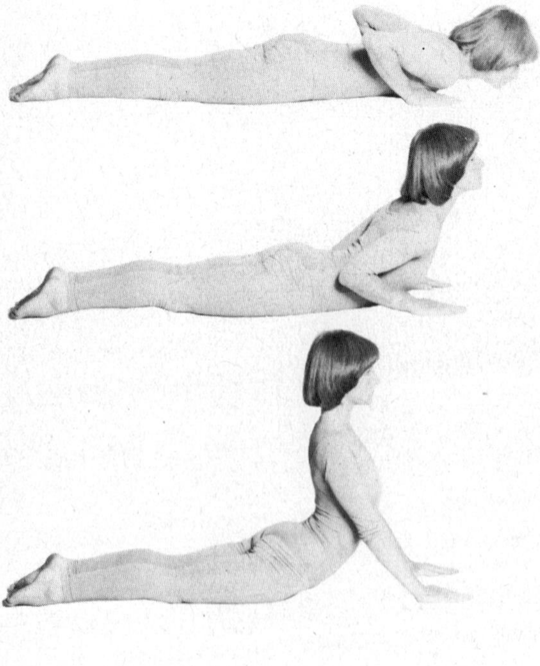

Sie legen sich mit dem Gesicht nach unten auf den Boden, die Beine ausgestreckt, wobei die Füße auf dem Boden ruhen. Setzen Sie die Handflächen mit nach vorn weisenden Fingern unter den Schultern auf den Boden. Beim Einatmen heben Sie Kopf und Schultern hoch. Nach zwei Atemzügen drücken Sie einen weiteren Abschnitt des Rumpfes mit den Armen vom Boden hoch. Ist der Rücken biegsam genug, können Sie die Arme strecken und den Kopf nach hinten fallen lassen. Das Becken muß den Boden berühren. Wenn die Hüften vom Boden abheben, beugen Sie die Arme und lassen den Rumpf sinken, bis sie den Boden berühren.

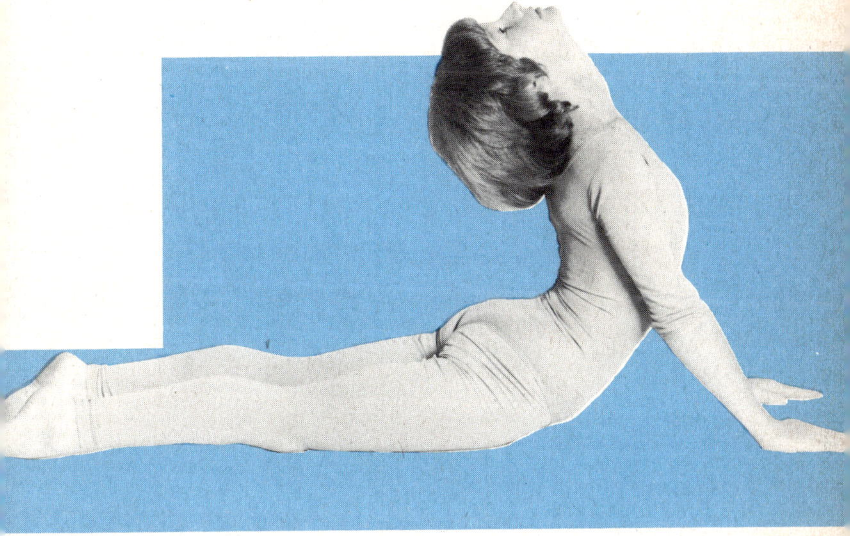

Wichtige Punkte
Die Hüften bleiben am Boden.
Ziehen Sie die Schultern nicht zu den Ohren hoch. Selbst in dieser Haltung sollen die Schultern unten bleiben, wobei Kopf und Nacken hochgezogen werden und die Brust nach vorn gestreckt ist.

Adho Mukha Svanasana Hund

Adho Mukha bedeutet: das Gesicht nach unten halten, Svana ist der Hund. Diese Stellung gleicht einem Hund, der sich streckt. In ihr wird der gesamte Körper gut gestreckt. Sie lockert die Schultern, den oberen Rücken und die Fersen und stärkt Bauchmuskeln und Beine. Sie lindert Erschöpfung in überanstrengten Beinen. Auch ist sie eine gute Alternative, wenn man den Kopfstand nicht kann, denn sie zeigt einige ähnliche Wirkungen.

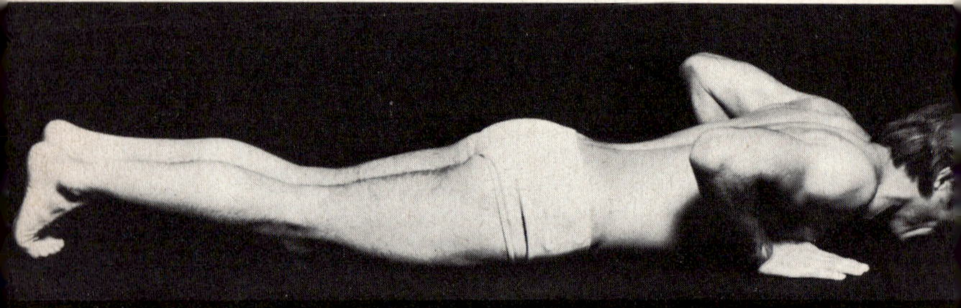

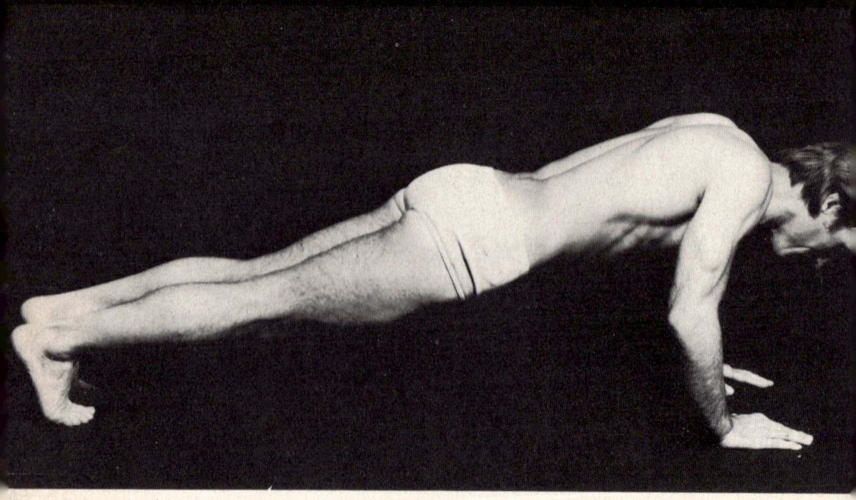

Legen Sie sich mit ausgestreckten Beinen auf den Boden, das Gesicht nach unten, die Füße auf den Zehen und etwa 30 Zentimeter auseinander. Setzen Sie die Hände unter den Schultern auf den Boden, wobei die Finger nach vorn weisen. Das Kinn ruht auf dem Boden.

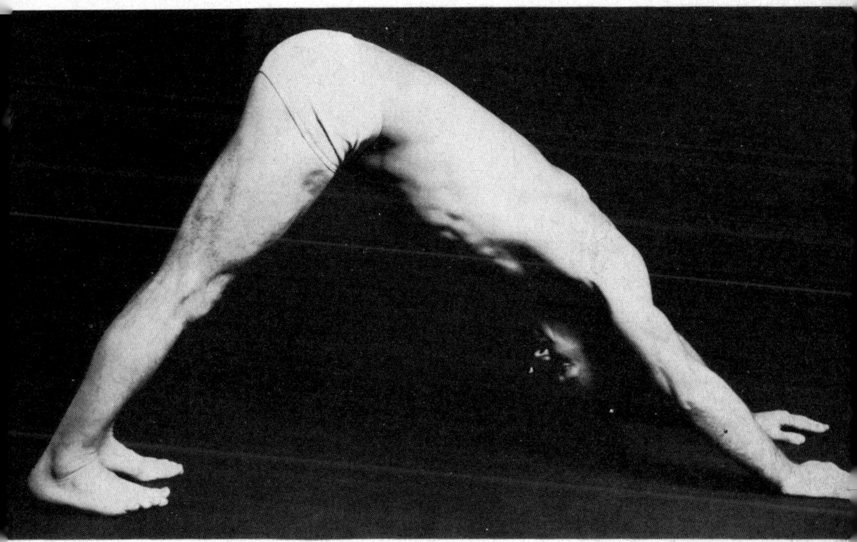

Beim Ausatmen heben Sie das Gesäß, strecken die Beine und senken den Kopf, so daß Sie nach hinten auf die Füße blicken. Bleiben Sie bei normaler Atmung bis zu einer Minute in dieser Stellung. Dann heben Sie den Kopf und senken den Körper, wobei die Arme gestreckt bleiben. Das gesamte Körpergewicht ist nun auf Hände und Zehen verteilt. Buckeln Sie die Schultern nicht, zwischen ihnen und den Ohren sollte ein möglichst großer Abstand sein.

Sie bleiben bei natürlicher Atmung einige Sekunden in dieser Position.

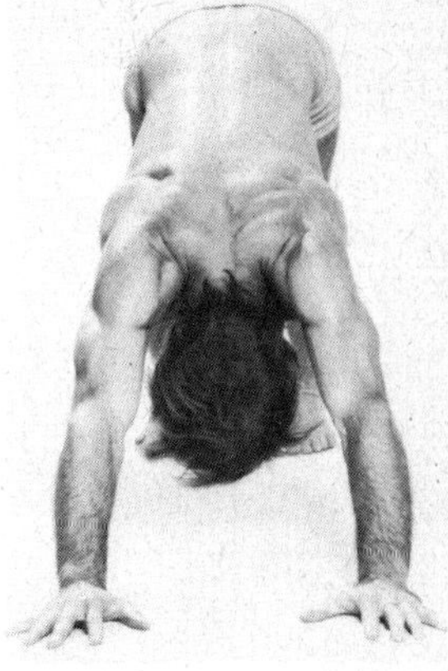

Beim Ausatmen wiederholen Sie die erste Stellung, indem Sie wieder das Gesäß heben und den Kopf hängen lassen. Dann wiederholen Sie die zweite Haltung und ruhen sich schließlich mit dem Gesicht nach unten auf dem Boden aus. Entspannen Sie sich vollkommen. Anfänger, denen diese Stellung sehr schwerfällt, erzielen eine ähnliche Rückenstreckung aus einer knienden Position heraus.

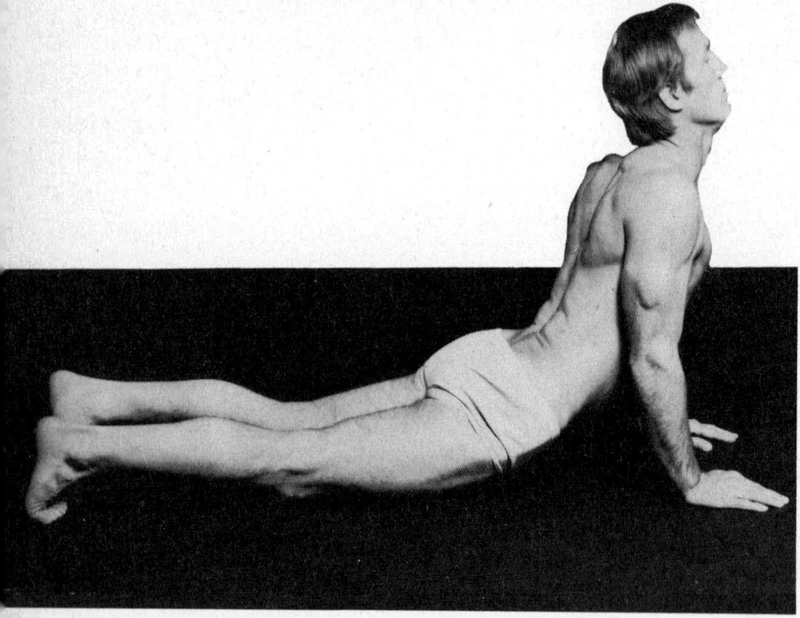

Wichtige Punkte

Versuchen Sie die Fersen nach unten zu drücken, so daß die Füße flach auf dem Boden stehen; anfänglich bleiben die Fersen oben, und man spürt ein starkes Ziehen in den rückwärtigen Beinmuskeln.

Versuchen Sie den Kopf bis auf den Boden zu bringen, indem Sie die obere Rückenregion zwischen den Schulterblättern möglichst flach machen.

Arme und Beine bleiben gestreckt, Füße parallel.

Halten Sie in keiner Phase den Atem an.

Jathara Parivartanasana

Jathara bedeutet Magen oder Bauch und Parivartana heißt herumdrehen. In dieser Stellung werden die Hüften und der Unterleib gedreht. Sie stärkt die Bauchmuskeln und ist ausgezeichnet für alle Bauchorgane. Auch streckt sie den unteren Rücken und die Hüften und lindert Kreuzschmerzen. Anfangs sollte ein Helfer die eine Schulter auf dem Boden halten. Diese Stellung ist für Anfänger nicht geeignet.

Sie legen sich flach auf den Rücken, strecken beide Arme zur Seite und im rechten Winkel zum Körper aus, in einer Linie mit den Schultern. Atmen Sie tief ein und heben Sie beim Ausatmen beide Beine vom Boden, bis sie senkrecht stehen. Oberschenkel und Kniemuskeln müssen dabei

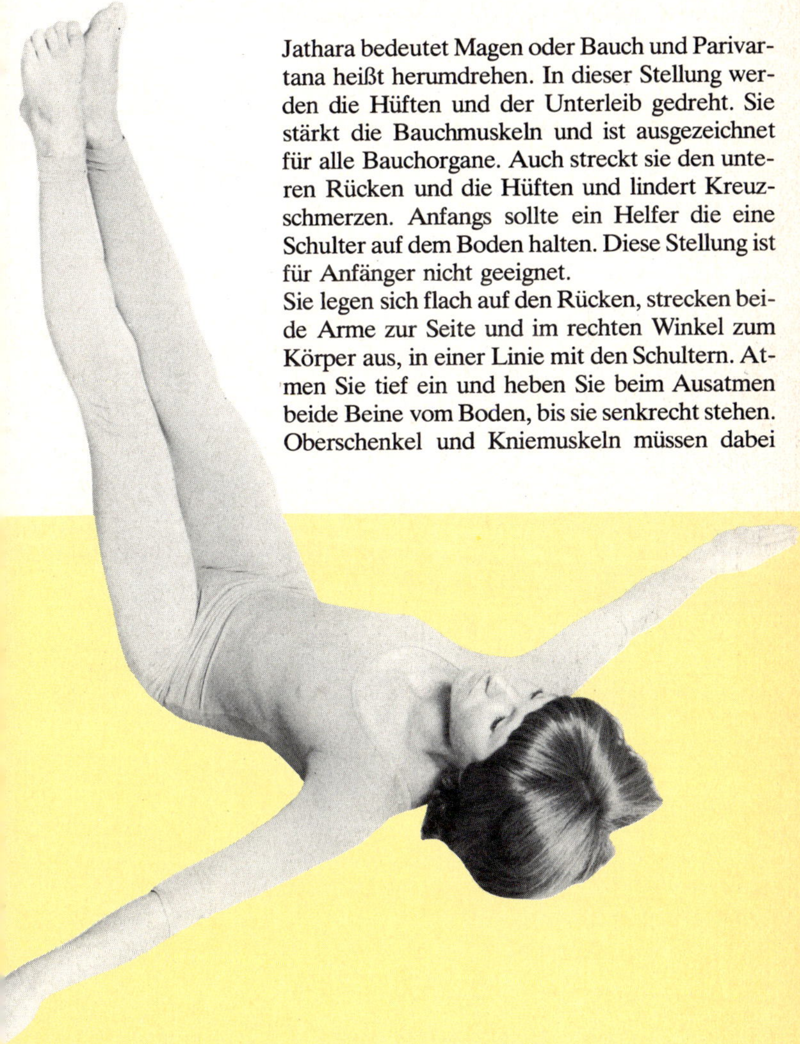

gestrafft bleiben. Dann drehen Sie die Hüften nach rechts und lassen beim Ausatmen langsam die Beine nach links sinken. Versuchen Sie dabei, die Füße an die Finger der linken Hand heranzuführen.
Die Beine sollten von der Hüfte aus gedreht werden, wobei die untere Rückenpartie auf dem Boden bleibt.
Dann legen Sie die Füße auf den Boden und entspannen die Beine. Nach wenigen Sekunden heben Sie beim Ausatmen die Beine (sie bleiben gestreckt), bis sie wieder senkrecht stehen. Halten Sie diese Stellung einige Atemzüge lang, dann lassen Sie die Beine langsam auf den Boden nieder. Entspannen Sie sich, und wiederholen Sie die Übung zur anderen Seite.

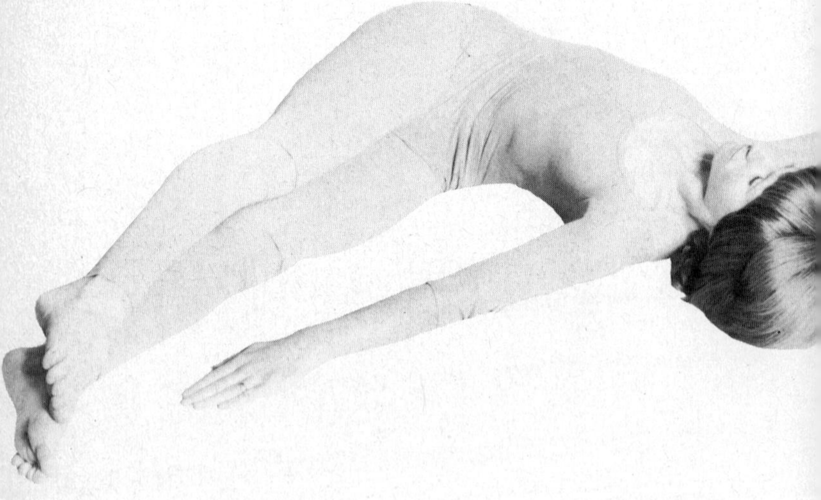

Wichtige Punkte

Bevor Sie die Beine sinken lassen, sollten die Hüften entgegengesetzt zur Bewegungsrichtung der Beine gedreht werden. Dadurch bleibt der Rücken eher auf dem Boden.

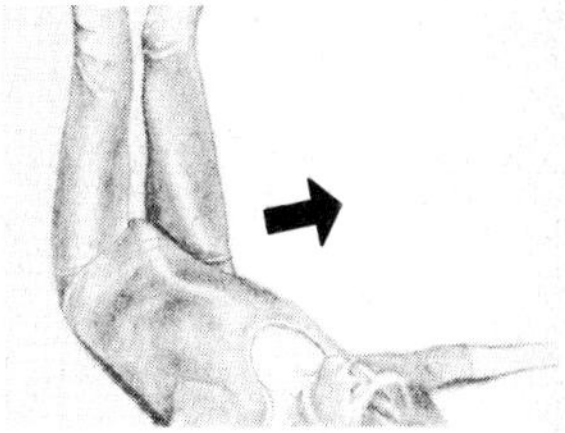

Sollte sich die rechte Schulter vom Boden heben, wenn die Beine nach links gedreht werden (und umgekehrt), dann kann ein Helfer die Schulter sanft aber fest herunterdrücken. Der Druck sollte nur so stark wie nötig sein. Er wird erst ausgeübt, wenn man merkt, daß die Schulter hochgeht.

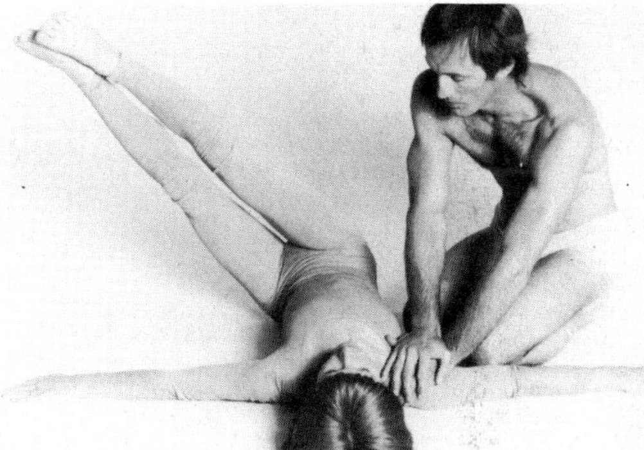

Wenn man keinen Helfer hat, dann benutzt man ein schweres Möbelstück. Halten Sie sich daran mit der rechten Hand fest, wenn Sie die Beine nach links bewegen und umgekehrt. Anfänger, denen die Hüftdrehung mit aufgerichteten Beinen sehr schwerfällt, können diese Bewegung mit gebeugten Knien durchführen. Dazu legt man sich zuerst auf den Rücken, Knie abgewinkelt und Füße auf dem Boden. Dann dreht man die Hüften, bevor man die Beine hebt.

Salamba Sarvangasana Schulterstand

Salamba bedeutet unterstützt, getragen. Sarvanga ist der gesamte Körper (Sarva – alles, Anga – Glied oder Körper). Dies ist eine der wichtigsten Yoga-Übungen und sollte wenn möglich in jede Yogastunde aufgenommen werden. B. K. S. Iyengar nennt Sarvangasana die »Mutter der Asanas«, da sie wohltuend auf den gesamten Körper wirkt. Einige ihrer Wirkungen: gesundes Funktionieren von Schilddrüse und Nebenschilddrüse; Beruhigung der Nerven und Beseitigung von Verstopfung und Kopfschmerzen.

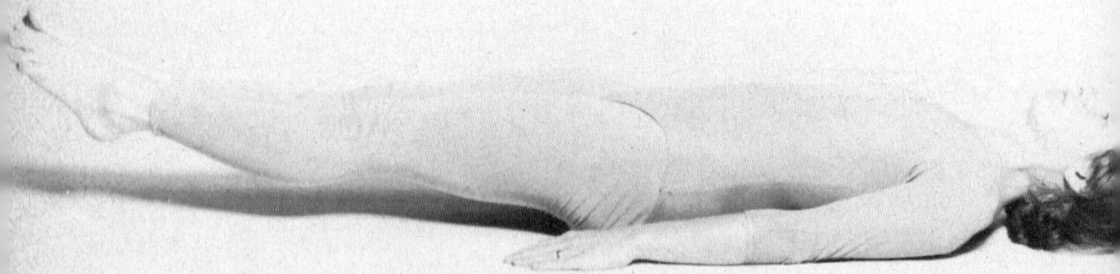

Legen Sie sich mit dem Rücken flach auf den Boden, am besten auf eine feste Decke oder einen Teppich, so daß Kopf, Nacken, Schultern und Oberarme ganz darauf liegen. Das dient dem Schutz des Nackens. Wenn der Nacken steif ist, dann bewegt man den Kopf auf dem Boden seitlich

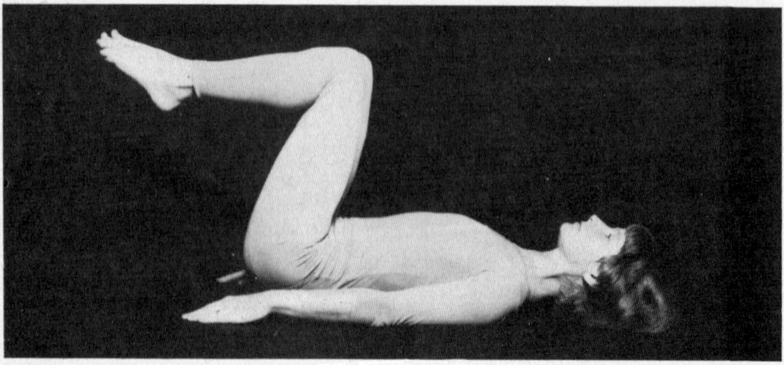

Wichtige Punkte
Vergewissern Sie sich, daß der Kopf gerade liegt, bevor Sie anfangen.
In der Endstellung soll die Mitte des Kinns das Brustbein berühren.
Versuchen Sie die Schultern vom Nacken wegzustrecken und die Ellbogen nahe zueinander zu führen. Sie sollten nicht weiter auseinander sein als die Schultern.

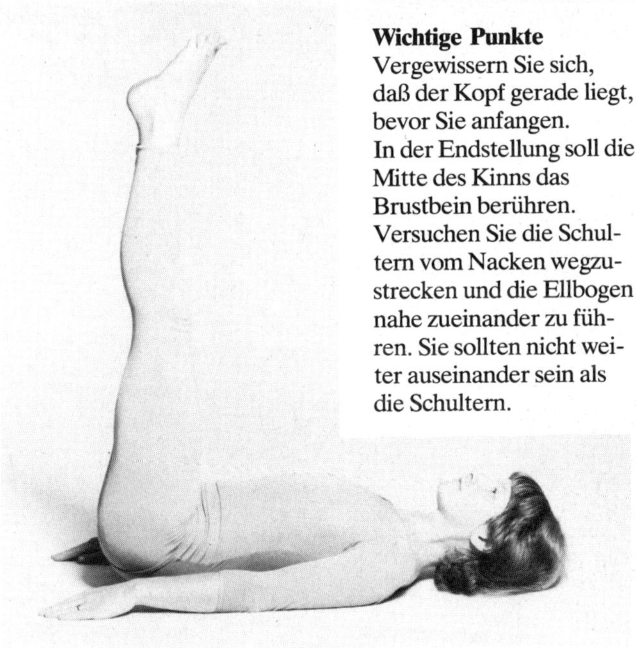

hin und her. Er soll gerade ausgerichtet sein und in einer Linie mit dem Körper liegen.
Sie atmen einige Male tief durch, und heben dann beim Ausatmen langsam beide Beine senkrecht nach oben. Sie atmen wieder ein und heben die Beine beim Ausatmen noch höher, wobei Hüften und Rücken vom Boden abgehoben werden. Zur Unterstützung preßt man die Handflächen gegen den Boden.

Methode für Anfänger
Anstatt die gestreckten Beine zu heben, beugen Sie die Knie und ziehen sie zur Brust hin. Beim Ausatmen heben Sie die Hüften vom Boden und unterstützen sie mit den Händen. Drücken Sie sie mit den Händen nach oben, bis der Rumpf in der Luft ist, dann erst strecken Sie die Beine. Lassen Sie den Körper nicht heruntersinken, sondern recken Sie Rumpf und Beine nach oben.

Wenn der größte Teil des Oberkörpers hochgehoben ist, dann beugt man die Arme und stützt den Rücken mit den Händen ab. Strecken Sie die Beine den gesamten Körper nach oben, um ihn so weit wie möglich vom Boden abzuheben und drücken ihn gleichzeitig mit den unterstützenden Händen höher.

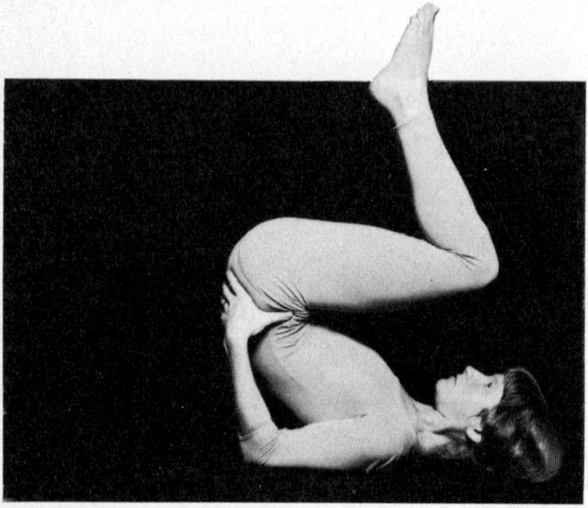

Schließlich liegen nur noch Hinterkopf, Nacken, Schultern und Oberarme auf dem Boden, während das Brustbein gegen das Kinn drückt. Der Kopf darf während der gesamten Übung nicht bewegt werden, der Körper soll eine Linie bilden. Vielleicht muß jemand überprüfen, ob die Beine gerade sind.
Um die Beine zu strecken, spannt man die Oberschenkelmuskeln an und reckt sich senkrecht nach oben. Zuerst wird sich das Atmen wie auch die gesamte Stellung seltsam anfühlen, aber man gewöhnt sich bald daran. Versuchen Sie, die Dauer des Schulterstands auf fünf Minuten oder länger auszudehnen.

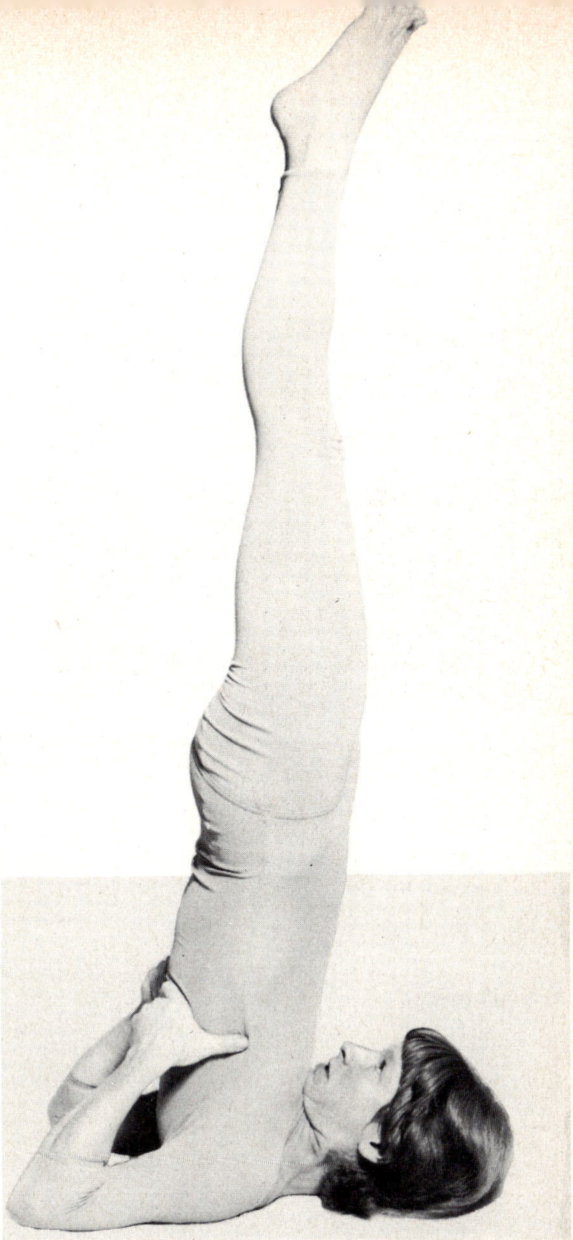

Halasana Pflug

Halasana ist eine Fortführung von Sarvangasana, dem Schulterstand und zeigt ähnliche wohltuende Wirkungen. Ebenso wie in Paschimottanasana, dem Kniekuß, werden die Bauchorgane durch das Zusammenziehen gekräftigt. Halasana trägt zur Linderung von Rückenschmerzen bei und lockert Rücken, Schultern und Ellbogen. Die Durchführung von Halasana bringt Fortschritte in Paschimottanasana. Menschen mit hohem Blutdruck sollten Halasana mit den Füßen auf einem Stuhl üben, bevor sie den Schulterstand versuchen.

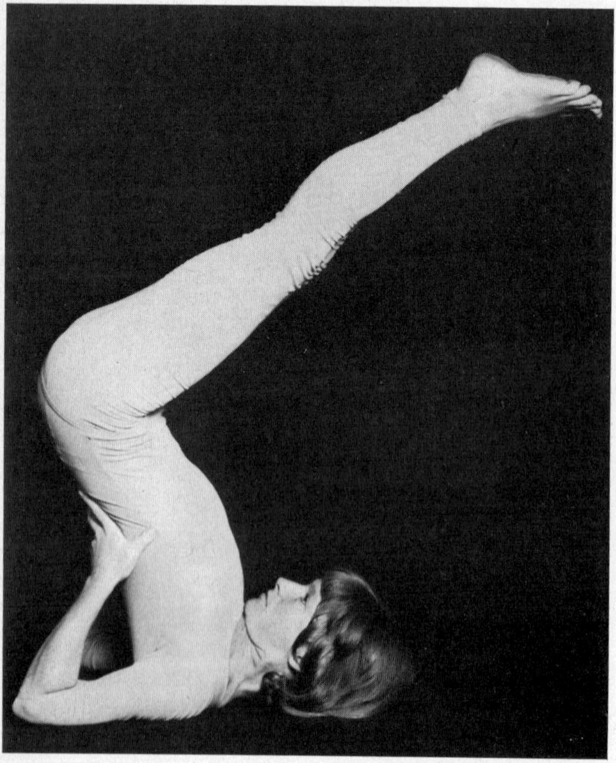

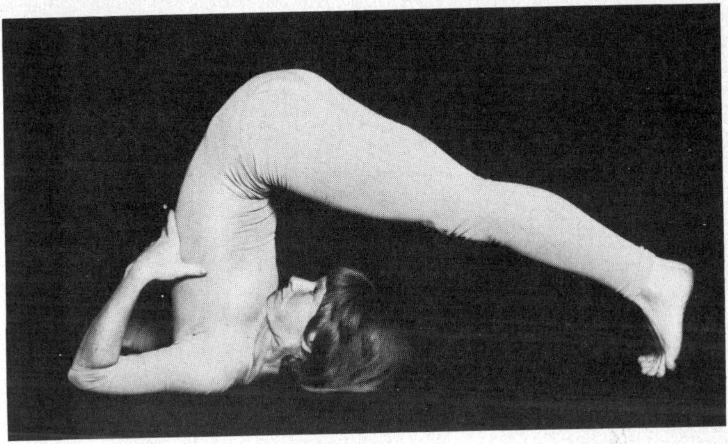

Stellen Sie sich zuerst in den Schulterstand. Dann lassen Sie die vollkommen gestreckten Beine langsam auf den Boden sinken. Bringen Sie sie so weit wie möglich nach unten, ohne dabei die Knie zu beugen. Wenn die Füße den Boden berühren, spannen Sie die Knie an und strecken die hinteren Beinmuskeln. Sie richten den Rücken auf, indem Sie die Hüften anheben. Bleiben Sie bei normaler Atmung fünf bis zehn Minuten in dieser Stellung. Das Atmen wird ebenso wie im Schulterstand zuerst ungewohnt sein, doch darf es nicht anstrengen.

Wichtige Punkte

Wie in allen Umkehrstellungen darf der Körper weder durchsacken noch locker durchhängen. Er sollte straff und gespannt sein. Vergewissern Sie sich deshalb, daß die Beine gerade durchgestreckt sind und der Rücken hochgezogen ist. Das Ziel ist ein gerader und nicht ein runder Rücken.

Wenn Sie den Boden nicht mit den Zehen erreichen können, stellen Sie einen Stuhl oder einen ähnlichen Gegenstand hinter sich und legen die Füße darauf.

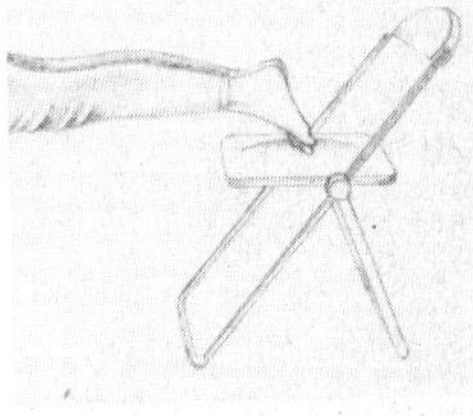

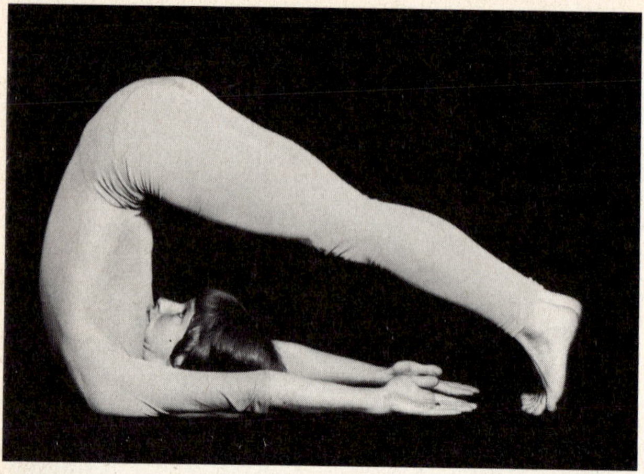

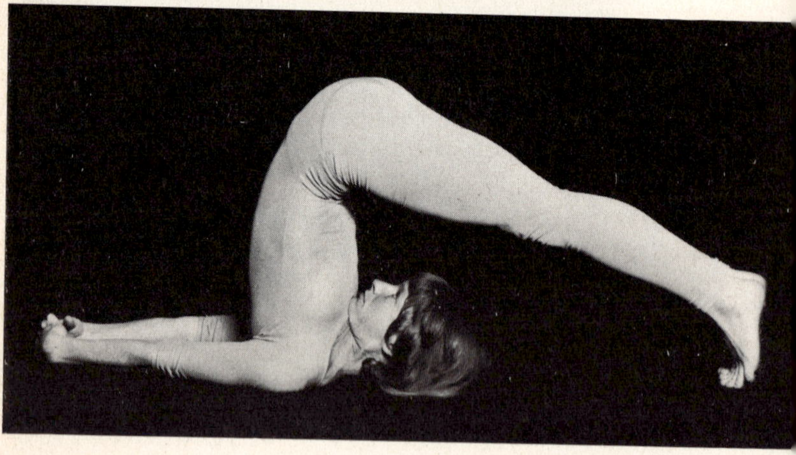

Wenn Sie sicher liegen, strecken Sie die Arme nach hinten, so daß die Hände auf die Füße weisen. Versuchen Sie, mit den Füßen vom Kopf wegzutippeln und die Wirbelsäule gerade nach oben zu strecken.
Dann strecken Sie die Arme hinter dem Rücken aus. Sie verschränken die Finger und drehen die Handflächen nach innen, so daß die kleinen Finger auf dem Boden liegen. Die Ellbogen sind gerade. Diese Haltung streckt die Wirbelsäule zusätzlich.

Karnapidasana

Karna ist das Ohr und Pida bedeutet Druck. Wenn Ihnen Halasana leichtfällt, beugen Sie die Knie, setzen sie zu beiden Seiten des Kopfes auf den Boden und drücken sie gegen die Ohren.
Auch die Oberseiten der Füße sollen dabei auf dem Boden liegen. Lassen Sie die Hände entweder im Rücken, oder Sie verschränken die Finger und strecken die Arme hinter den Rücken wie in Halasa-

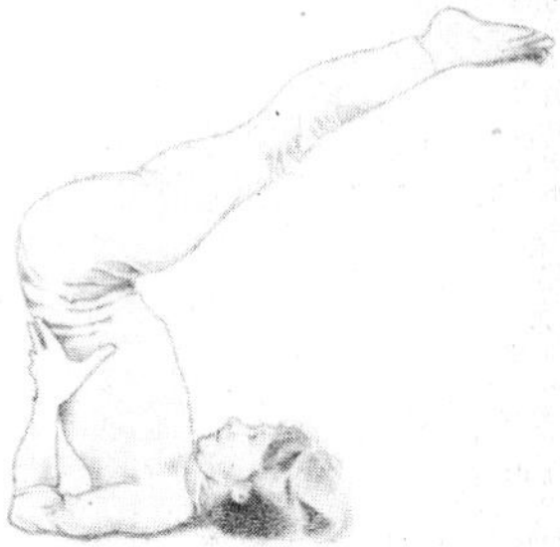

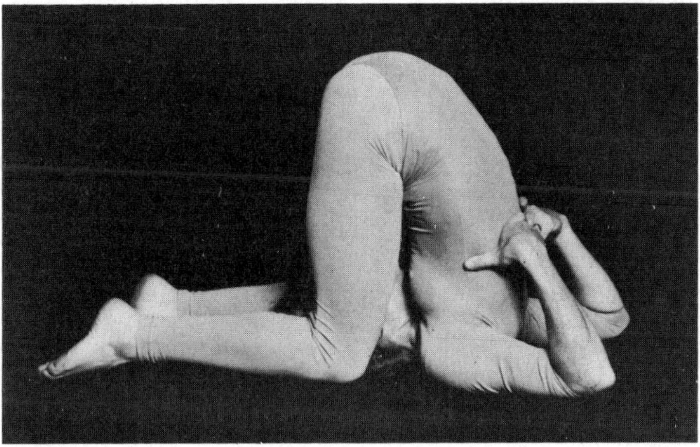

na. Sie verharren bei normaler Atmung bis zu einer Minute in dieser Stellung, dann strecken Sie die Beine und gehen in den Schulterstand zurück, wobei die Hände die Hüften stützen.
Diese Stellung ist sehr erholsam. Obwohl die Wirbelsäule gestreckt wird, ist dies

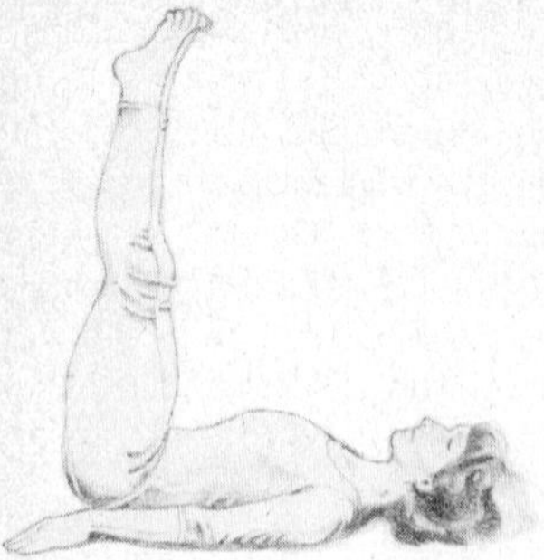

ein passiver Vorgang, denn die Schwerkraft zieht die Beine nach unten, wobei Rumpf, Herz und Beine entlastet werden. Diese Stellung wirkt entspannend und beruhigend.

Um aus dem Schulterstand zu kommen, läßt man die Hüften bei gestreckten Beinen nach unten und weg vom Kopf sinken, so daß Rücken und Beine einen Winkel bilden.

Dann senkt man Rücken und Hüften auf den Boden, so daß die Beine senkrecht stehen.

Lassen Sie nun die Beine langsam auf den Boden nieder.

Anfänger beugen noch im Schulterstand die Knie und rollen dann den Rücken sanft auf dem Boden ab.

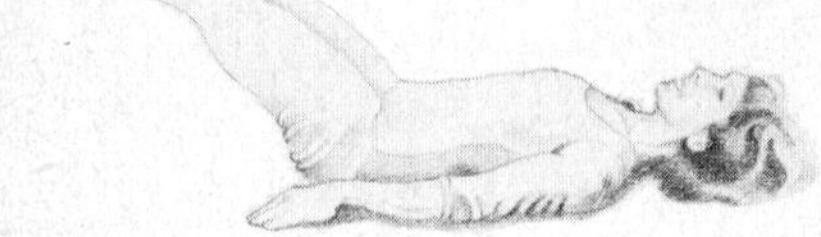

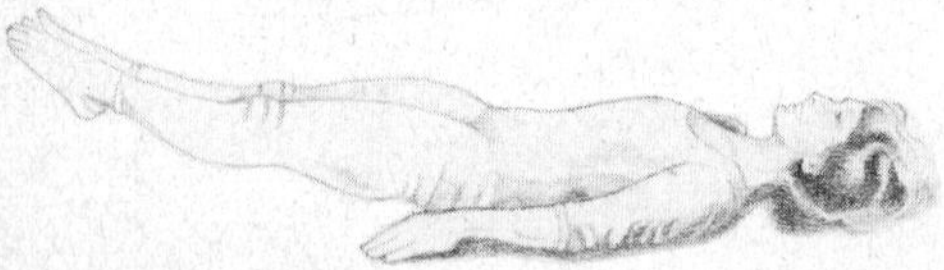

Savasana Totenstellung

Dies ist die vielleicht wichtigste Stellung in diesem Buch. Sie ist nicht so einfach wie sie aussieht. Sie dient dazu, den Körper vollkommen zu entspannen und den Geist zu beruhigen. Jede Übungsstunde sollte mit Savasana beschlossen werden: sie nimmt die Müdigkeit, die durch die anderen Asanas hervorgerufen wurde, so daß man die Übungen mit dem Gefühl der Frische und Belebung beendet. Die körperliche Anstrengung und die geistige Konzentration in den anderen Übungen bereiten Körper und Geist auf die Entspannung in Savasana vor.

Legen Sie sich mit dem Rücken flach auf den Boden, so daß Ihnen warm und bequem ist. Sie biegen die Füße durch, strecken die Fersen und entspannen dann die Füße, so daß sie nach außen fallen. Schieben Sie die Schultern nach unten. Die Arme liegen ein wenig abseits des Körpers, die Hände sind mit nach oben weisenden Handflächen entspannt. Vergewissern Sie sich, daß der Kopf gerade liegt. Nun konzentrieren Sie sich auf jeden Körperteil, von den Zehen bis zur Kopfhaut, und entspannen ihn bewußt. Richten Sie Ihre besondere Aufmerksamkeit auf Gesicht, Augen, Kiefer, Zunge und Kehle. Wenn die Gedanken abschweifen, konzentrieren Sie sich auf das Geräusch der Atmung, die leicht und langsam sein sollte.

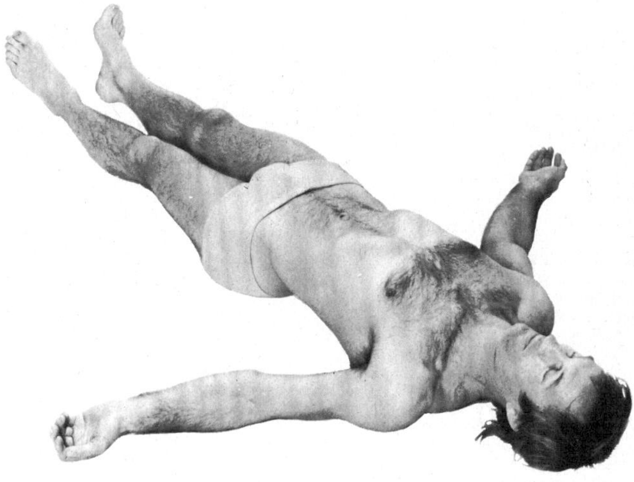

Wichtige Punkte

Legen Sie den Kopf sanft auf den Boden, so daß er eine Linie mit dem Körper bildet, und strecken Sie die Nackenmuskeln ein wenig, damit das Kinn nach unten zeigt.

Überzeugen Sie sich davon, daß kein Muskel angespannt ist.

Verharren Sie wenigstens fünf Minuten in dieser Stellung, und genießen Sie die innere Stille und Ausgeglichenheit.

Surya Namaskars Sonnengebet

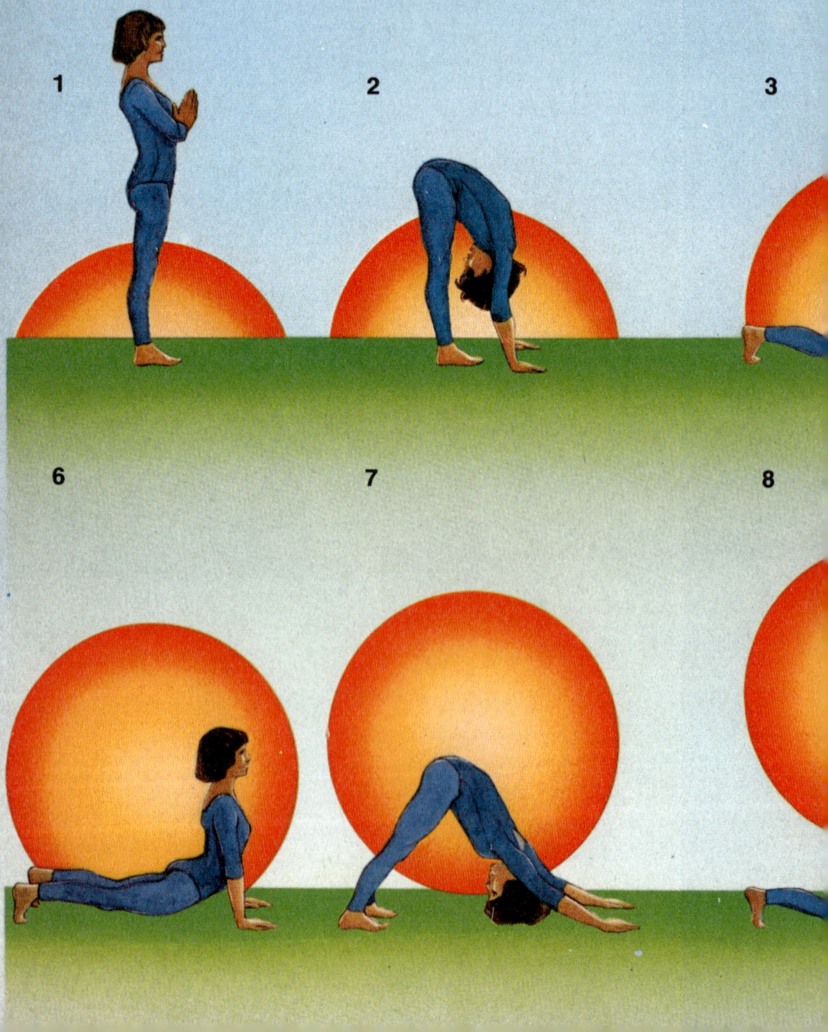

Das Sonnengebet ist eine alte indische Übung, die aus sechs Yogastellungen in einer Folge von zehn Bewegungsabläufen besteht. Vier Stellungen werden wiederholt. Der ursprüngliche Sanskrit-Name der Übung, Sashtanga Surya Namaskar, bedeutet Verbeugung vor der Sonne mit acht Punkten des Körpers. Diese acht Punkte sind die Körperteile, die in der fünften Stellung den Boden berühren: die Zehenspitzen, die Knie, Brust, Stirn und Handflächen. Die beste Zeit für diese Übung ist der Morgen. Sie streckt und erfrischt den ganzen Körper und macht deshalb munter. Sie können sie beliebig oft wiederholen, doch sollten Sie sie zuerst nach und nach einüben.

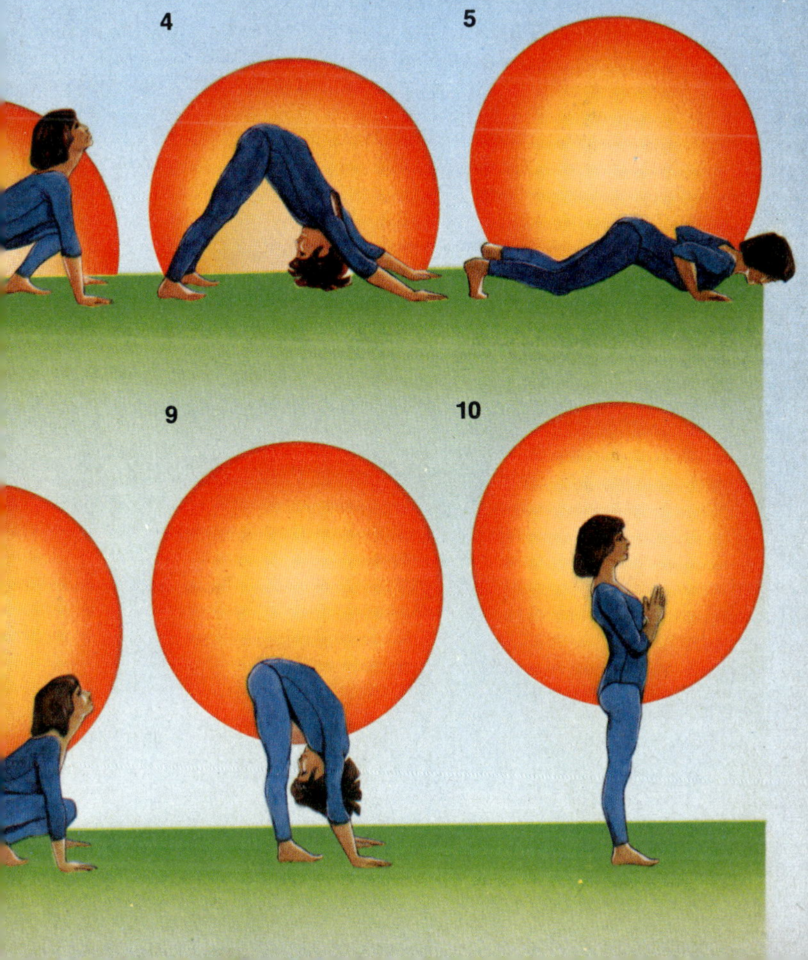

1. Stellen Sie sich mit geschlossenen Füßen hin, Knie gestrafft, den Rücken gerade gestreckt, aber nicht angespannt. Sie legen die Handflächen vor der Brust zusammen und atmen tief und langsam ein. Atmen Sie aus, wenn Sie in die zweite Stellung übergehen.
2. Sie beugen den Rumpf nach unten, bis Sie mit den Händen den Boden zu beiden Seiten der Füße berühren. Versuchen Sie Nase und Stirn an die Knie heranzuziehen, und halten Sie das Kinn zur Brust hin abgewinkelt. Ziehen Sie den Bauch ein, und gehen Sie beim Einatmen in die dritte Stellung über.
3. Hände und Arme bleiben an ihrem Platz, während Sie einen Fuß so weit wie möglich nach hinten strecken, gleichzeitig den Kopf heben und sich weit nach hinten beugen. Atmen Sie aus, während Sie die vierte Haltung einnehmen.
4. Dies ist die Hund-Stellung von Seite 92. Sie ziehen den zweiten Fuß nach hinten und strecken beide Beine. Versuchen Sie die Fersen flach auf den Boden zu drücken. Sie senken den Kopf, so daß das Kinn wieder gegen die Brust drückt. Sie halten die Arme gerade und versuchen die Wirbelsäule kerzengerade zu strecken. Atmen Sie wieder ein, und gehen Sie beim Ausatmen in die fünfte Position.
5. Hände und Füße bleiben dort, wo sie sind. Sie beugen die Arme und lassen den Körper auf den Boden nieder, den Sie aber nur mit Zehen, Knien, Brust und Stirn berühren sollen. Ziehen Sie den Bauch beim Ausatmen ein.
6. Heben Sie den Kopf beim Einatmen, und beugen Sie sich zurück. Dabei werden Arme und Beine gestreckt, so daß das gesamte Körpergewicht auf Händen und Zehen liegt.
7. Beim Ausatmen heben Sie das Gesäß, lassen den Kopf sinken, bis das Kinn gegen die Brust drückt und strecken die Beine. Diese Stellung ist dieselbe wie Position vier.
8. Ziehen Sie beim Einatmen ein Bein nach vorn, und setzen Sie den Fuß zwischen die Hände. Sie schauen nach oben und beugen sich nach hinten wie in Stellung drei. Atmen Sie vollkommen aus, während Sie zur neunten Position überwechseln.
9. Dies ist eine Wiederholung von Haltung zwei. Sie ziehen den anderen Fuß nach vorn neben den ersten, strecken die Beine und ziehen das Kinn ein.
10. Nehmen Sie die Hände beim Einatmen hoch, und stellen Sie sich gerade hin. Legen Sie die Handflächen vor der Brust zusammen.

Parivrtta Trikonasana umgekehrtes Dreieck

Parivrtta bedeutet umgekehrt und Trikona ist das Dreieck. Dies ist das Gegenstück zu Uttihita Trikonasana auf Seite 58. Sie werden ein starkes Ziehen in den Kniesehnen und den Oberschenkeln spüren und ein Strecken in den Hüften und dem unteren Rückenbereich, wenn die Hüften gedreht werden. Auch werden Sie fühlen, wie sich die Brust ausdehnt, wenn Sie den Körper weiter zurückdrehen. Wie Uttihita Trikonasana und die Baumstellung sollte man diese Asana zuerst gegen eine Wand gelehnt ausführen, da man leicht das Übergewicht bekommt.

Sie stellen sich in Tadasana, grätschen die Beine einen Meter, drehen den rechten Fuß 90 Grad und den linken Fuß etwa 60 Grad nach rechts. Sie atmen ein und heben die Arme in Schulterhöhe.

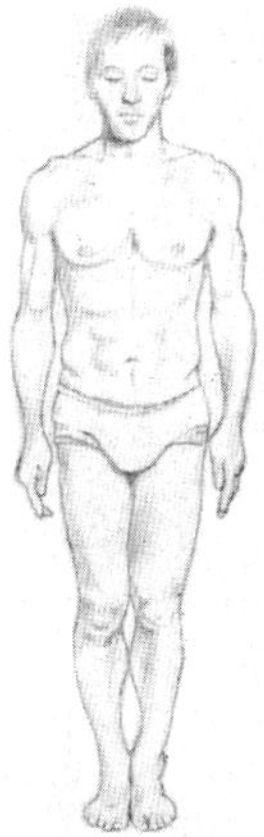

Wichtige Punkte

Beide Beine sollen mit durchgedrückten Knien gestreckt bleiben. Die Außenseite des hinteren Fußes hat vollen Kontakt mit dem Boden.

Wenn Sie den Fuß nicht mit der Hand erreichen können, umfassen Sie das Bein so weit unten wie möglich, ohne dic Knie zu beugen.

Strecken Sie Arme und Rücken in den Schultern.

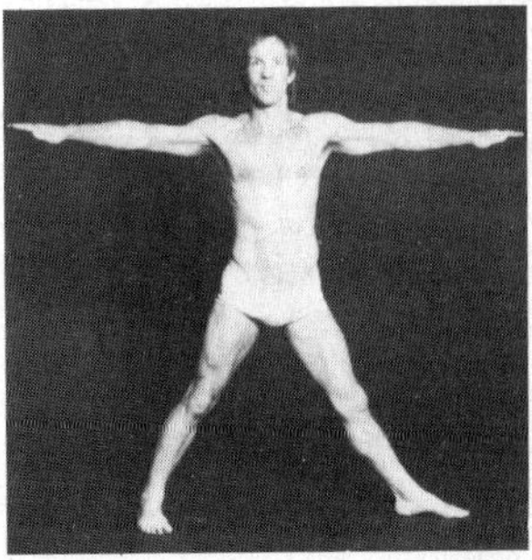

Beim Ausatmen drehen Sie die Hüften und den Oberkörper und strekken die linke Hand zum rechten Fuß hinunter. Führen Sie den rechten Arm nach oben, drehen Sie den Kopf, und schauen Sie auf den rechten Daumen. Halten Sie diese Position bei normaler Atmung bis zu einer halben Minute, dann atmen Sie beim Aufrichten ein. Wiederholen Sie die Übung zur linken Seite.

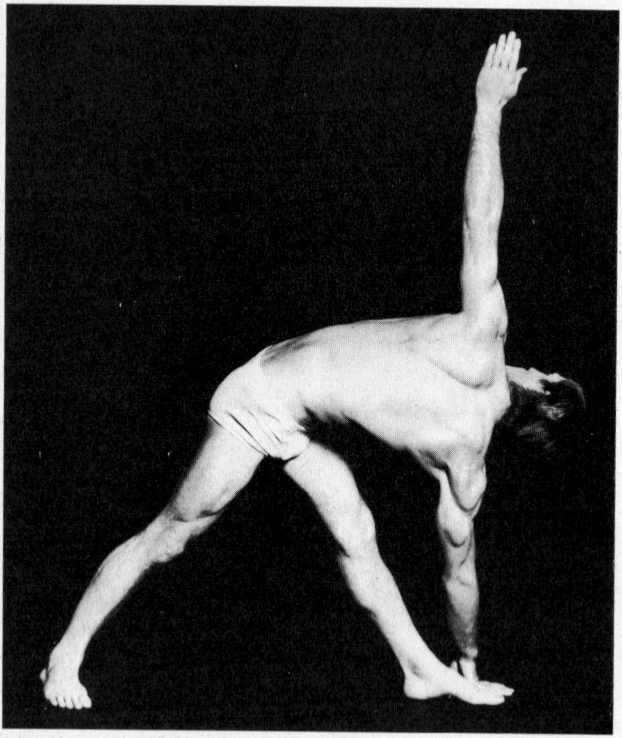

Padangusthasana Zehgriff

Pada heißt Fuß, und Angustha ist der große Zeh. In Padangusthasana beugt man den Rumpf und umfaßt die großen Zehen. Wenn man die Zehen nicht erreicht, dann umfaßt man die Beine so weit unten wie möglich, ohne dabei die Knie zu beugen. Diese Stellung kräftigt die Bauchorgane und streckt das Rückgrat im unteren Bereich. Für Menschen mit Bandscheibenschäden kann diese Übung sehr wohltuend sein, sollte unter diesen Umständen aber nur unter Anleitung eines erfahrenen Lehrers ausgeführt werden.

Stellen Sie sich in Tadasana, die Füße etwa 30 Zentimeter auseinander. Sie beugen sich beim Ausatmen nach vorn und umfassen die großen Zehen mit Zeige- und Mittelfinger und drücken dabei die Knie durch. Halten Sie die Zehen fest und blicken Sie nach oben, indem Sie den Kopf heben und versuchen, den Rücken hohl zu machen. Bei Bandscheibenschäden darf nur dieser erste Teil der Übung durchgeführt werden.

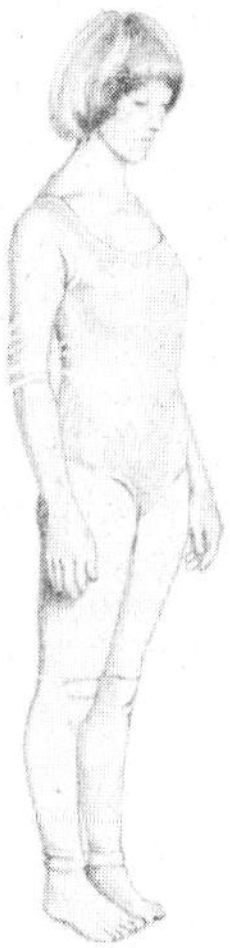

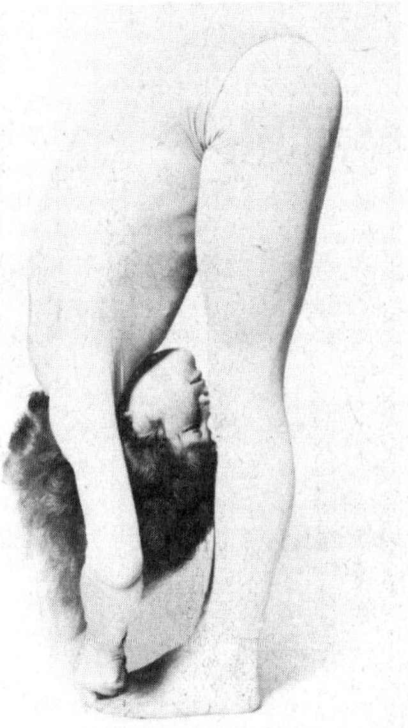

Sie atmen ein- oder zweimal durch, dann atmen Sie aus und ziehen die Brust zu den Knien hin, was Sie mit dem Zehgriff unterstützen. Verharren Sie bei normaler Atmung einige Sekunden in dieser Stellung, dann atmen Sie ein, heben den Kopf wieder und strecken den Rücken. Sie lösen den Zehgriff und richten sich zu Tadasana auf.

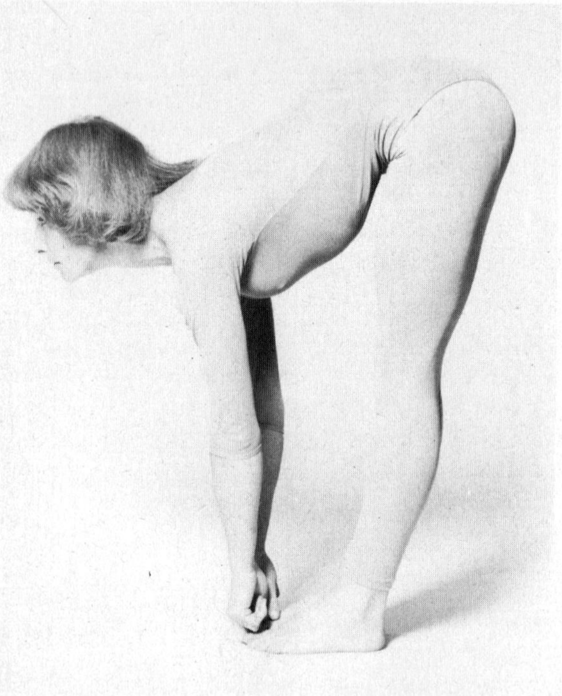

Upavistha Konasana

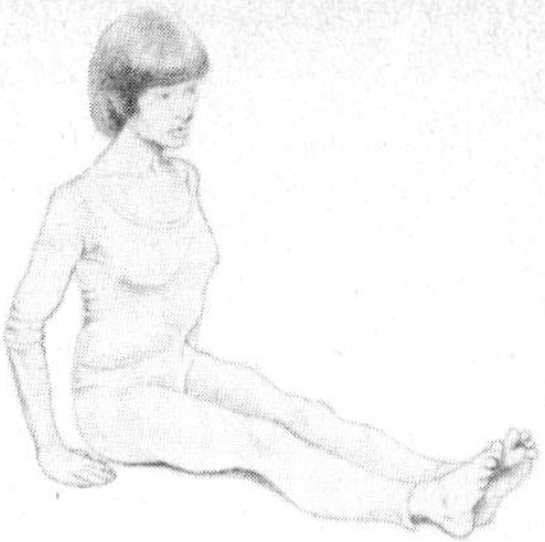

Upavistha bedeutet sitzend, Kona ist ein Winkel. In dieser Stellung beugt man sich nach vorn, wobei die Beine einen stumpfen Winkel bilden. Diese Asana streckt die Kniesehnen und regt die Blutzirkulation in der Beckengegend an. Anfangs kann man vielleicht die Beine nicht sehr weit grätschen oder sich weit nach vorn beugen. Forcieren Sie nichts – gehen Sie immer nur soweit Sie können. Dabei ist wichtig, die Beine gestreckt zu lassen und sich von den Hüften an nach vorn zu beugen, selbst wenn man sich dabei kaum bewegt. Der Kopf darf nicht auf den Boden gelegt werden, indem man den Rücken krümmt. Wenn Sie sich in dieser Stellung weiter nach vorn strecken wollen, dann versuchen Sie das beim Ausatmen.

Setzen Sie sich in Dandasana, die Beine vor sich ausgestreckt. Sie grätschen die Beine mit durchgedrückten Knien so weit wie möglich und versuchen, sich gerade aufzurichten, indem Sie die Hände hinter sich auf

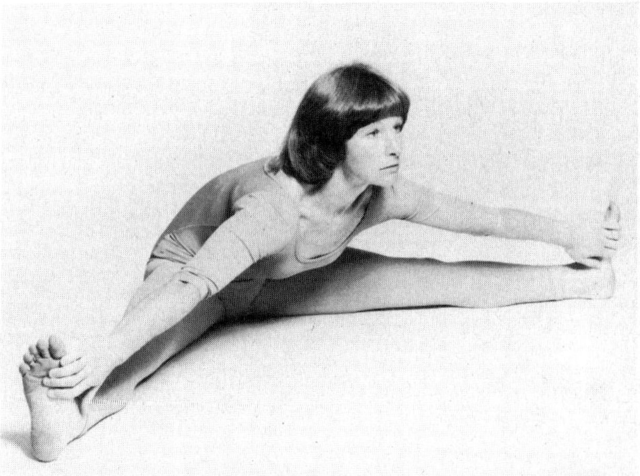

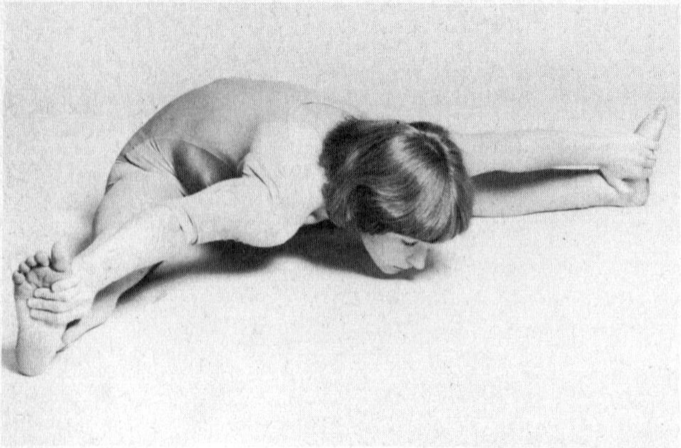

den Boden drücken. Fällt Ihnen dies leicht, versuchen Sie, Zehen oder Füße mit den Händen zu fassen. Sie strecken den Rücken und drücken dabei den Brustkorb nach vorn. Sie atmen zwei- oder dreimal tief durch und beugen sich dann ausatmend nach vorn, als ob Sie die Brust auf den Boden legen wollten. Bleiben Sie bei normaler Atmung einige Sekunden in dieser Stellung. Dann richten Sie sich während des Einatmens auf und entspannen die Beine.

Wichtige Punkte

Die Beine bleiben vollkommen gestreckt und berühren mit ihrer gesamten Rückseite den Boden.

Beugen Sie sich mit geradem Rücken nach vorn, bevor Sie sich ganz nach unten beugen.

Achten Sie darauf, nicht auf das Ende der Wirbelsäule zurückzusinken.

Während man diese Asana hält, wird normal geatmet.

Prasarita Padottanasana

Prasarita bedeutet weit ausgebreitet, Pada ist der Fuß. Diese Stellung streckt die Beine, insbesondere die Kniesehnen, die Fußgelenke und die Leistengegend. Sie zieht auch die Fußgewölbe hoch. Wenn der Kopf auf dem Boden liegt, kann das Blut ungehindert durch Brust und Kopf strömen. Deshalb ist diese Asana für Übende zu empfehlen, die Sirsasana, den Kopfstand, nicht beherrschen. Bevor Sie sich nach vorn beugen, stellen Sie sich einige Augenblicke mit breit gegrätschten Beinen und den Händen in den Hüften hin und ziehen die Wirbelsäule nach oben. Wenn dies sehr unangenehm ist, dann führen Sie die Asana nicht fort, sondern üben einfach diese erste Stufe, bis die Beine genügend gegrätscht sind, um mit den Händen den Boden zu berühren.

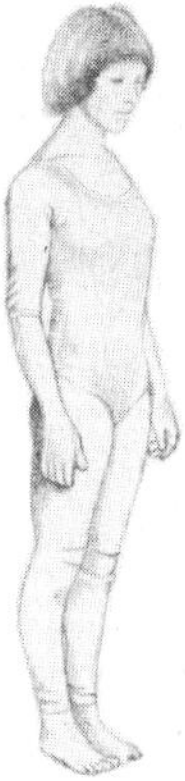

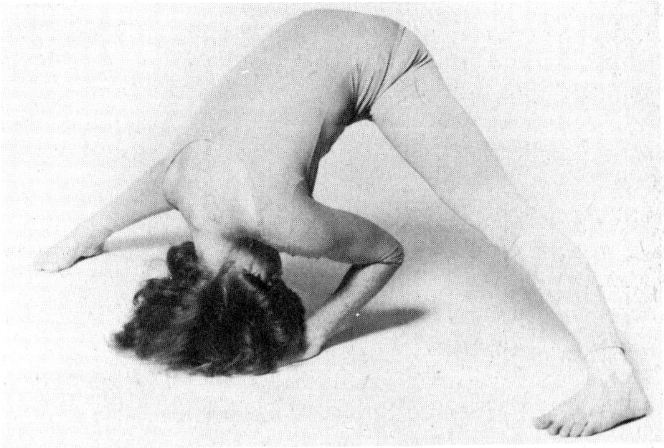

Sie stellen sich in Tadasana, grätschen die Beine weit, etwa eindreiviertel Meter, und stemmen die Hände in die Hüften. Ziehen Sie die Kniescheiben straff nach oben, atmen Sie aus, und beugen Sie sich nach vorn, um die Hände auf den Boden legen zu können. Beugen Sie beim Ausatmen die Ellbogen, und senken Sie den Kopf zum Boden hin. Das Gewicht liegt auf den Füßen. Verharren Sie bei normaler Atmung bis zu einer halben Minute in dieser Stellung. Beim Ausatmen strecken Sie die Arme, heben den Kopf und machen ein Hohlkreuz. Dann bewegen Sie die Füße Stück für Stück aufeinander zu und richten sich auf.

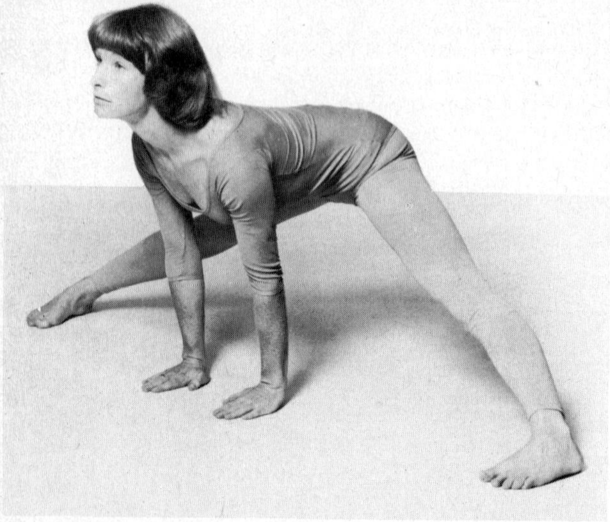

Wichtige Punkte

Achten Sie darauf, daß die Füße parallel stehen, wobei das Gewicht hauptsächlich auf den Außenkanten liegt, und die Gewölbe hochgezogen werden. Drücken Sie den großen Zeh fest gegen den Boden. Die Knie bleiben ständig angespannt.

Wenn Sie die Ellbogen beugen, dann zeigen diese nach hinten zwischen die Beine, nicht seitlich nach außen.

Füße, Hände und Kopf bilden schließlich eine Linie.

Marichyasana III

Diese Asana gehört zu einer Reihe von Stellungen, die nach dem Weisen Marichi benannt sind, dem Sohn Brahmas und Großvater von Surya, dem Sonnengott. Wie Bharadvajasana dreht auch sie die Wirbelsäule, doch ist die Drehung intensiver. Diese Stellung wirkt ausgezeichnet gegen Rückenschmerzen und Hexenschuß, und sie lockert die Schultergelenke. Sie ist besonders empfehlenswert für Menschen mit dicken Hüften.

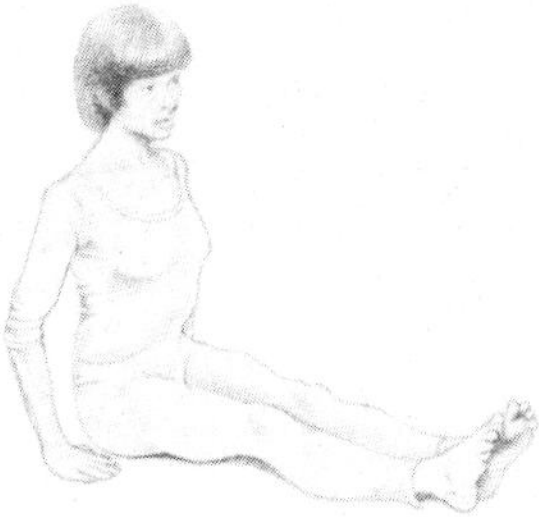

Sie setzen sich in Dandasana, beugen das linke Knie und stellen den linken Fuß flach auf den Boden, so daß das Schienbein senkrecht steht und die Wade gegen den Oberschenkel drückt.

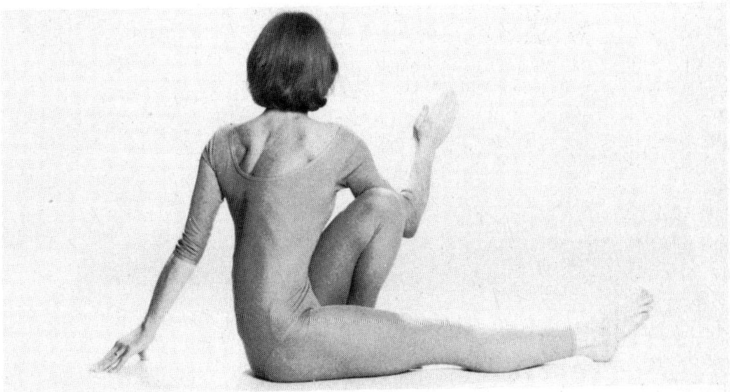

Die linke Ferse wird nahe an den Körper herangezogen, die Innenseite des Fußes berührt den rechten Oberschenkel. Atmen Sie aus, drehen Sie dabei den Körper etwa 90 Grad nach links, und legen Sie den rechten Ellbogen gegen die Außenseite des linken Knies.
Führen Sie die rechte Schulter über das linke Knie hinaus, und strecken Sie den rechten Arm nach vorn, so daß der Körper noch mehr nach links gedreht wird. Sie atmen wieder ein und beugen ausatmend den rechten Ellbogen. Nun liegt der rechte Arm um dem linken Knie und die rechte Hand in der Taille.

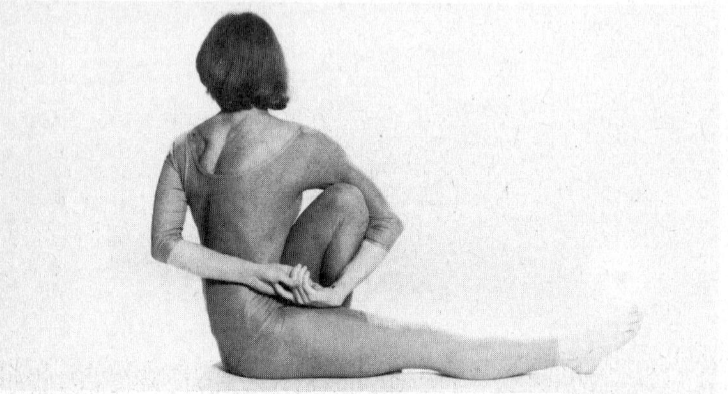

Sie atmen ein und führen beim Ausatmen den linken Arm hinter den Rücken, so daß sich die Hände gegenseitig fassen können. Wenn das gelingt, kann man sich mit Hilfe dieses Griffs noch mehr nach links ziehen. Drehen Sie den Kopf, und schauen Sie über die linke Schulter. Bleiben Sie normal atmend in dieser Stellung, anschließend kehren Sie zu Dandasana zurück. Wiederholen Sie die Übung zur anderen Seite.

Wichtige Punkte
Die Wirbelsäule soll gestreckt sein.
Auf dem Bauch darf kein Druck lasten.
Wenn Sie die Hände nicht zusammenbringen, dann belassen Sie es bei der ersten Stellung, in der Sie über die linke Schulter blicken.

Paripurna Navasana Boot

Nava ist ein Boot oder Schiff, Paripurna heißt vollständig. Diese Stellung, so heißt es, gleicht einem Boot mit Rudern. Sie stärkt den Rücken und die Bauchmuskeln. Die Wirkung auf letztere spürt man bereits, wenn man die Asana nur wenige Sekunden lang hält! Von dieser Stellung und ihrer Begleithaltung, Ardha Navasana, sagt B. K. S. Iyengar: »Diese beiden Asanas geben dem Rücken Leben und Kraft und ermöglichen es uns, anmutig und ohne Beschwerden alt zu werden.«

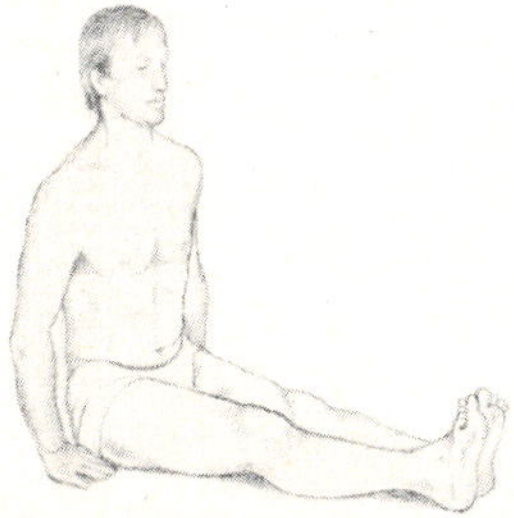

Wichtige Punkte
Sie halten in der Stellung den Atem nicht an, versuchen leicht zu atmen und nach dem Ausatmen eine Pause einzulegen. Wenn es Ihnen sehr schwerfällt, die Beine aus Dandasana zu heben, beginnen Sie mit gebeugten Knien und den Zehen knapp über dem Boden und strecken erst dann die Beine.

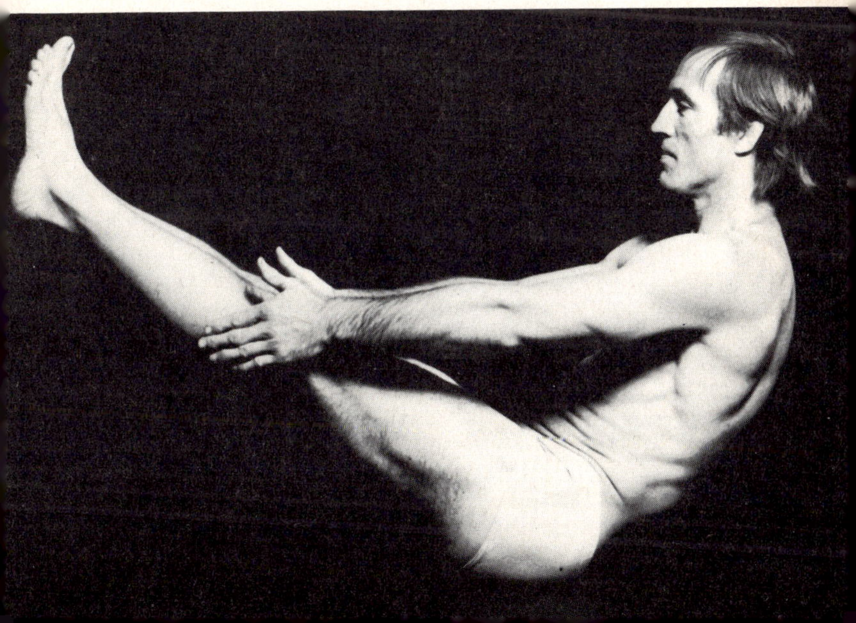

Sie setzen sich in Dandasana, die Beine nach vorn gestreckt. Sie atmen aus, biegen den Rumpf leicht zurück und heben dabei die Beine vom Boden. Halten Sie die Beine ganz steif. Nehmen Sie die Hände vom Boden, und strecken Sie die Arme gerade nach vorn, wobei sich die Handflächen gegenüberstehen. Die Arme sind auf Schulterhöhe, parallel zum Boden.

Der Rücken sollte gerade sein. Im Idealfall berührt kein Teil der Wirbelsäule den Boden, denn das Körpergewicht wird vom Gesäß getragen. Anfangs kippt man meist nach hinten, wenn man die Balance halten will. Wenn Sie das Gleichgewicht halten können, versuchen Sie den Rücken vom Boden hochzuziehen. Verlängern Sie allmählich die Dauer der Übung auf eine Minute. Zu Beginn sollte man nicht so lange in der Stellung verweilen.

Ardha Matsyendrasana I

Diese Stellung ist nach Matsyendra, dem Herrn der Fische benannt, einem Gott, der mit dem Studium und der Ausübung von Yoga in Verbindung gebracht wird. Ardha bedeutet halb, denn diese Stellung ist die einfachere Form einer stärkeren Drehhaltung. Ihre wohltuenden Wirkungen ähneln denen von Marichyasana III auf der vorletzten Seite, doch werden sie durch die größere Bewegung verstärkt. Dennoch wird einigen Menschen das Einnehmen dieser Stellung leichter fallen als bei Marichyasana III.
Setzen Sie sich in Dandasana, die Beine nach vorn ausgestreckt. Sie beugen das linke Knie und ziehen den Fuß an den Körper heran.

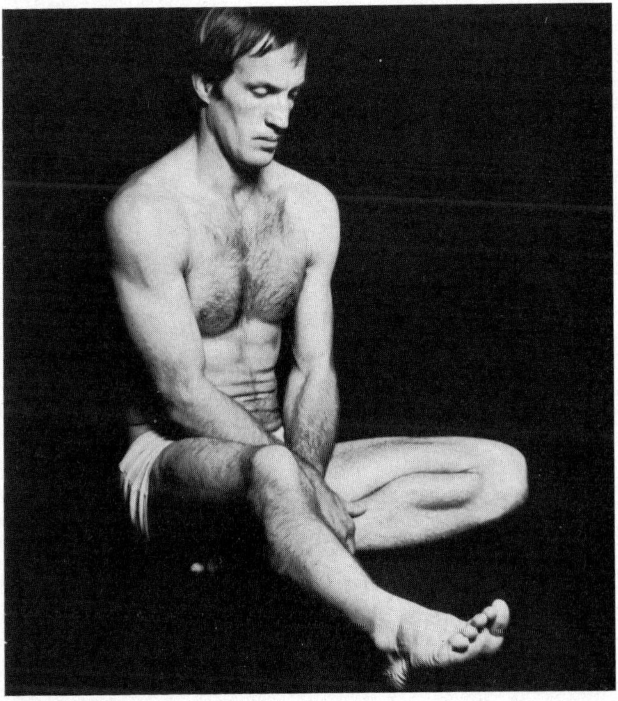

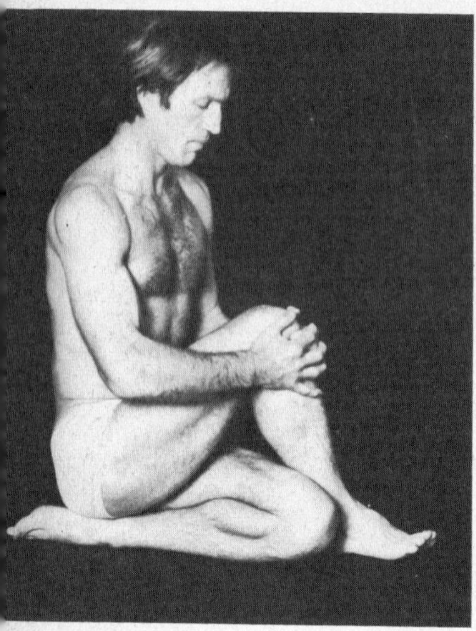

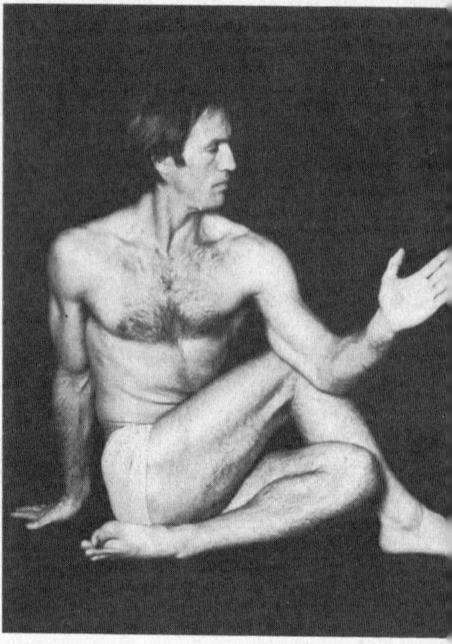

Setzen Sie sich so auf den Fuß, daß die linke Ferse unter der rechten Gesäßhälfte liegt. Dabei berühren die Außenkante des Fußes und der kleine Zeh den Boden.
Dann beugen Sie das rechte Knie und stellen das rechte Bein über den linken Oberschenkel. Setzen Sie den rechten Fuß an der Außenseite des linken Oberschenkels auf den Boden, so daß die äußere Seite des rechten Fußgelenks den Oberschenkel berührt. Der Rumpf wird nach rechts gedreht und die Achselhöhle über das rechte Knie gelegt. Beim Ausatmen strecken Sie den linken Arm und führen ihn vor dem Körper an das rechte Knie, so daß Sie die linke Hand auf den rechten Fuß legen können.
Sie atmen ein, beugen ausatmend den rechten Arm und führen die rechte Hand hinter den Rücken. Der Kopf wird gedreht, so daß man über die rechte Schulter blickt. Die Stellung kann bei normaler Atmung bis zu einer Minute gehalten werden.
Dann werden die Hände gelöst und zuerst das rechte, dann das linke Bein gestreckt. Wiederholen Sie die Stellung genauso lange auf der anderen Seite. Wenn es zu schwer für Sie ist, auf dem Fuß zu sitzen, dann setzen Sie sich auf den Boden und ziehen den Fuß nahe an den Körper heran.

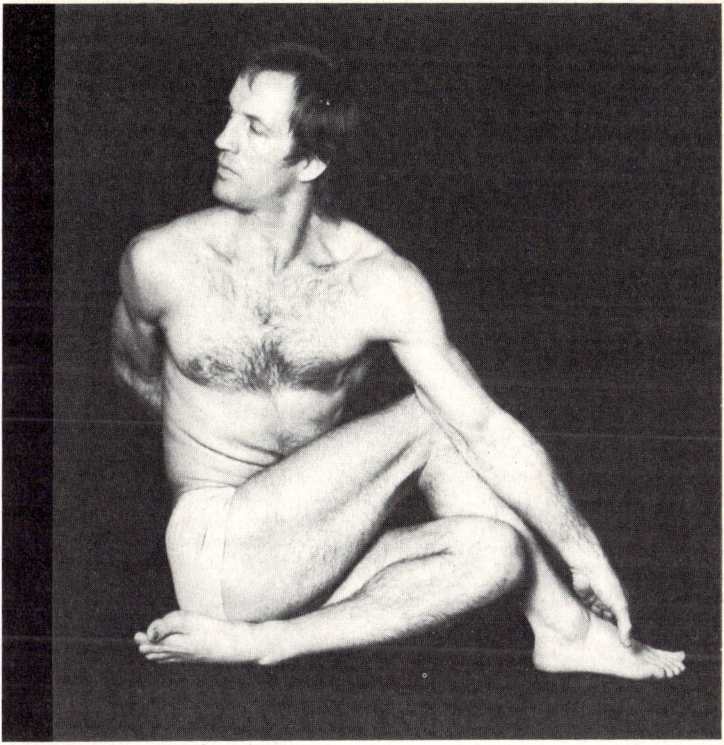

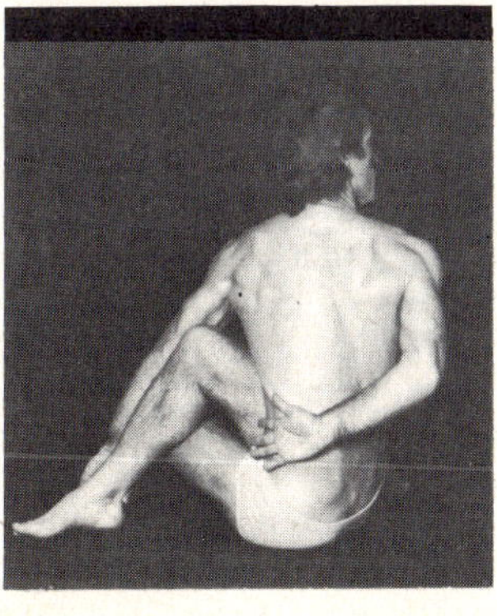

Wichtige Punkte

Vergewissern Sie sich, daß der ausgestreckte Arm das gebeugte Knie an seinem Platz hält. Zwischen Oberarm und Knie darf kein Zwischenraum bleiben.

Halten Sie den Rücken so gerade wie möglich. Die Wirbelsäule ist bei der Seitwärtsdrehung gestreckt.

Diese Stellung ist für Anfänger nicht geeignet.

Ustrasana Kamel

Diese Stellung dehnt die Brust und gleicht Hängeschultern und einen krummen Rücken aus, indem die Wirbelsäule nach hinten durchgedrückt wird. Sie kann auch von sehr alten Menschen praktiziert werden, obwohl es einigen Übenden (gleich welchen Alters) anfangs schwer fallen wird, die Asana vollständig durchzuführen.
Um eine maximale Streckung der Wirbelsäule zu erreichen, muß man sich aus der Taille nach hinten biegen, wobei Oberschenkel und Hüften senkrecht bleiben. Lassen Sie den Körper nicht aus den Knien heraus nach hinten kippen, sondern drücken Sie die Hüften nach vorn. Dies ist eine gute Ausgleichsstellung zu Haltungen wie Paschimottanasana.

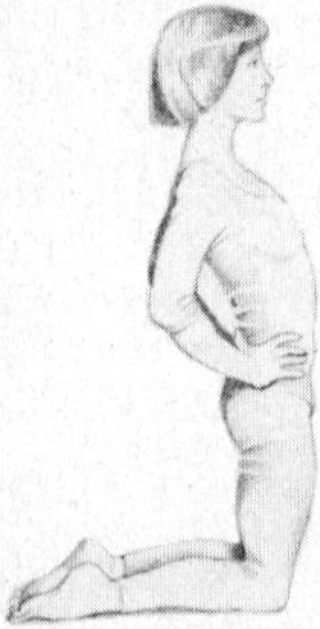

Sie knien sich auf den Boden, die Knie und Füße im Abstand von 30 Zentimeter zueinander. Legen Sie die Hände auf die Hüften, strecken Sie die Wirbelsäule nach oben und leicht nach hinten, und dehnen Sie die Brust.
Sie atmen ein, nehmen beim Ausatmen die Arme nach hinten und legen die Hände auf die Fersen. Die Arme sind dabei nach außen gedreht. Wenn möglich, legt man die Handflächen auf die Fußsohlen. Dann drücken Sie die Hände gegen die Füße, werfen den Kopf zurück und schieben die Hüften vor, so daß die Wirbelsäule hinten durchgedrückt wird. Bleiben Sie bis zu einer halben Minute in dieser Stellung, und atmen Sie normal.
Anfänger ziehen am besten ihre Zehen unter die Füße, so daß die Fersen ein wenig angehoben werden.

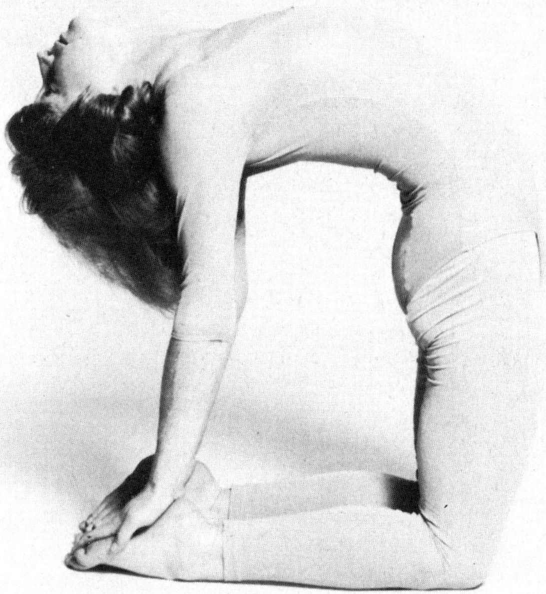

Salabhasana Heuschrecke

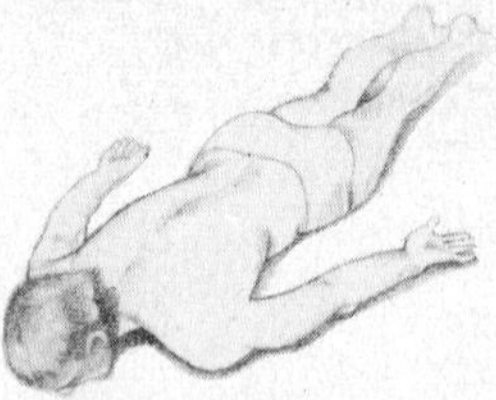

Diese Asana ist eine gute Übung für Hüften, Bauch, Becken und den unteren Rücken. Die Wirbelsäule wird geschmeidiger, und Schmerzen im unteren Rückenbereich werden gelindert. Die Stellung erfordert einige Muskelanstrengung, und man ist leicht versucht, in dieser Asana den Atem anzuhalten. Man sollte aber normal atmen.

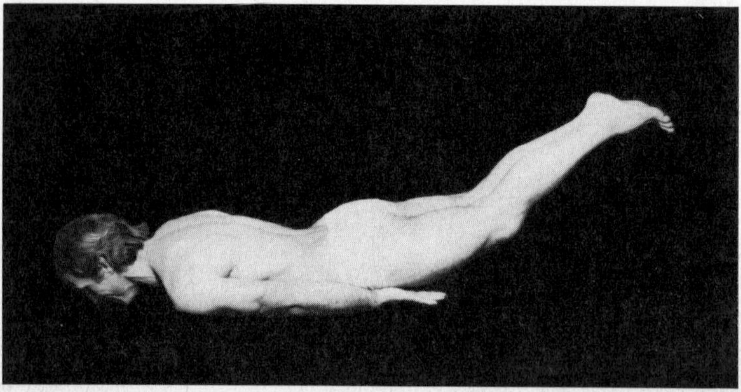

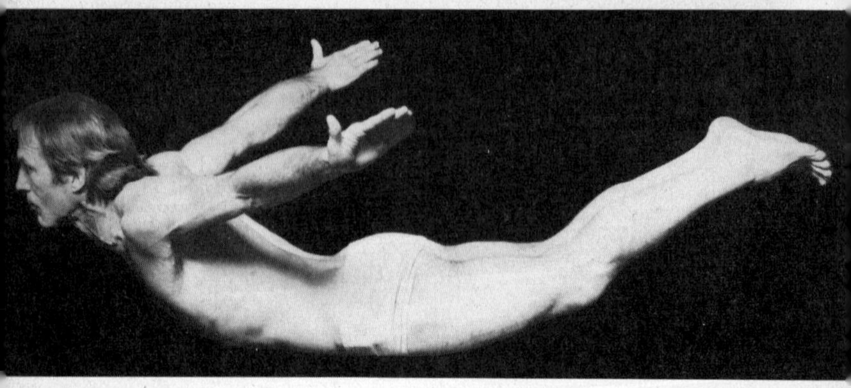

Sie legen sich mit dem Gesicht nach unten auf den Boden, wobei die Füße auf dem Boden und die Arme seitlich liegen. Die Beine berühren sich. Atmen Sie ein, und heben Sie ausatmend die Beine so hoch wie möglich vom Boden, aber lassen Sie sie ausgestreckt.
Sie ziehen die Gesäßbacken zusammen, spannen die Oberschenkelmuskeln und versuchen die Beine zusammenzulassen. Atmen Sie normal, während Sie die Stellung so lange wie möglich halten. Lassen Sie die Beine sinken und entspannen Sie sich.
Dann wiederholen Sie die Übung, wobei Sie außer den Beinen auch Kopf, Brust und Arme heben.
Sie heben den Brustkorb vom Boden und strecken die Arme hinter sich aus. Nur der Bauch sollte noch den Boden berühren. Denken Sie daran, die Beine gerade und geschlossen zu halten. Bleiben Sie normal atmend so lange wie möglich in dieser Stellung, dann legen Sie sich flach auf den Boden und entspannen sich.

Wichtige Punkte
Wenn es Ihnen in der ersten Stellung sehr schwer fällt, die Beine vom Boden zu heben, dann legen Sie Ihre Fäuste unter die Oberschenkel, bevor Sie die Beine heben.

Urdhva Dhanurasana Rad

Diese Stellung wird auch Chakrasana genannt – Chakra ist das Rad. Urdhva bedeutet aufwärts und Dhanu ist ein Bogen, so daß man auch Bogenhaltung zu dieser Asana sagen könnte. Sie kann nur von Menschen mit einem starken Rücken und einer biegsamen Wirbelsäule ausgeführt werden. Sie streckt das Rückgrat vollkommen, stärkt Arme und Handgelenke und wirkt beruhigend, wie alle Umkehrhaltungen.

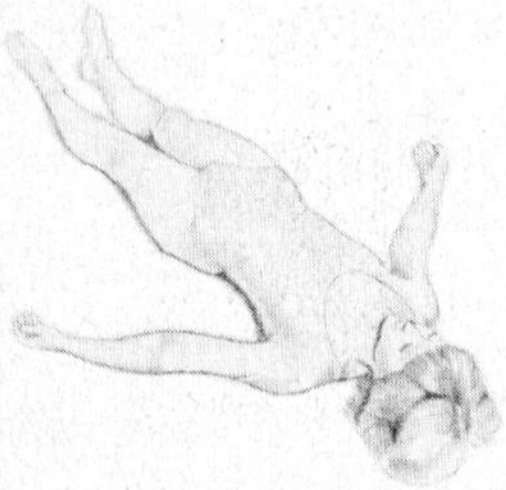

Sie legen sich flach mit dem Rücken auf den Boden, beugen die Ellbogen und legen die Hände unter die Schultern, die Handflächen auf den Boden und die Finger in Richtung Füße. Sie beugen die Knie und ziehen die Füße zu den Hüften heran.
Sie atmen ein und stemmen sich beim Ausatmen mit den Händen und Füßen hoch. Dabei strecken Sie die Arme und heben den Körper so vom Boden, daß der Rücken einen Bogen bildet. Atmen Sie normal, und verharren Sie etwa eine halbe Minute in dieser Stellung. Dann lassen Sie den Körper ausatmend zum Boden zurücksinken und entspannen sich.
Wenn Ihnen das Rad leichtfällt, dann versuchen Sie die Abwandlung auf dem unteren Bild. Nachdem Sie den Rücken hochgestemmt und die Arme gestreckt haben, strecken Sie die Beine, wobei die Füße zusammenbleiben. Dadurch wird die Wirbelsäule noch weiter durchgebogen. Sie halten diese Asana einige Augenblicke bei normaler Atmung, dann beugen Sie die Knie und entspannen sich am Boden. Diese Stellung eignet sich nicht für Anfänger.

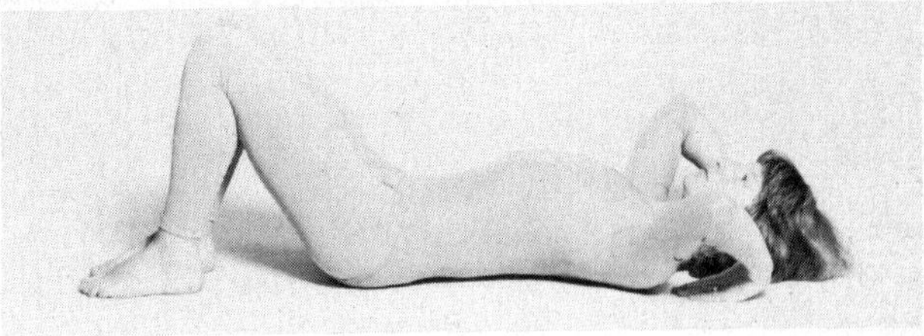

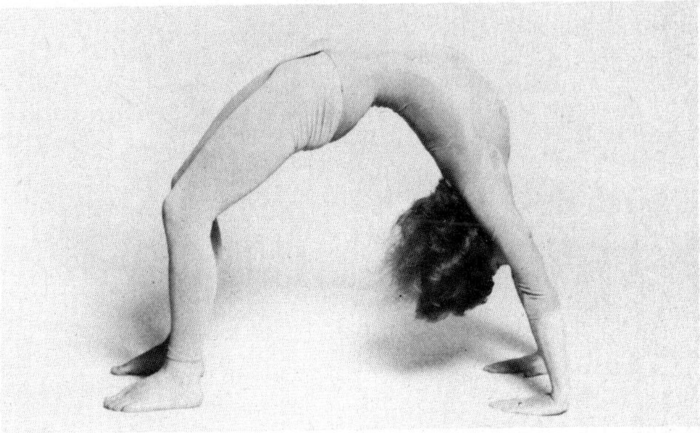

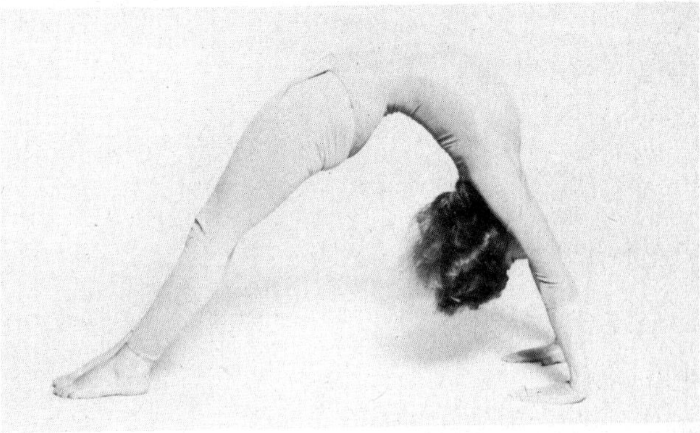

Anantasana

Ananta ist einer der Namen des Gottes Vishnu und bezeichnet auch die tausendköpfige Schlange, auf der Vishnu gemäß der Hindu-Mythologie schläft. Ananta bedeutet wörtlich »endlos« – die Schlange ist ein Symbol für die Ewigkeit. Diese Stellung ist gut für das Becken, und beim Üben merkt man, daß sie die Muskeln der Kniesehnen streckt.

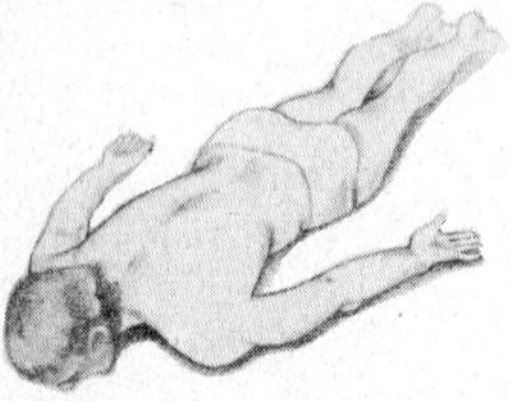

Sie legen sich flach auf den Boden, atmen aus und drehen sich auf die rechte Seite. Stützen Sie den Kopf in die rechte Hand, beugen Sie das linke Knie, und umfassen Sie den linken großen Zeh.

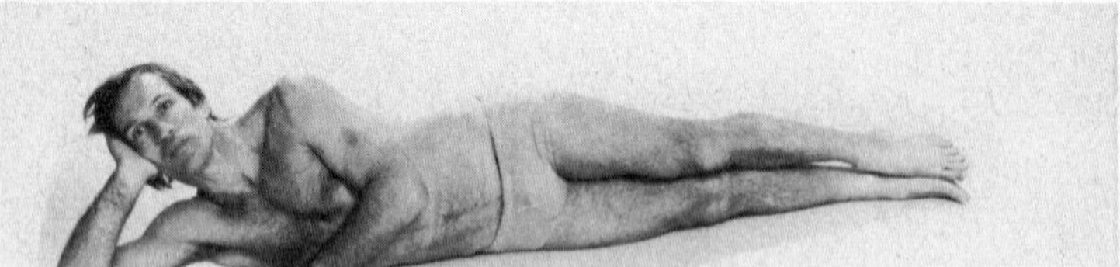

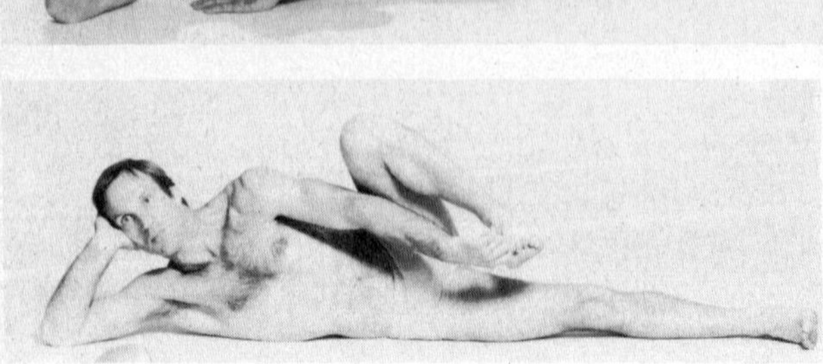

Ausatmend strecken Sie Arm und Bein gleichzeitig senkrecht nach oben. Sie verharren einige Augenblicke bei normaler Atmung in dieser Haltung, dann atmen Sie aus und lassen Arm und Bein wieder sinken. Drehen Sie sich auf den Rücken, dann auf die linke Seite und wiederholen Sie die Übung. Entspannen Sie sich.

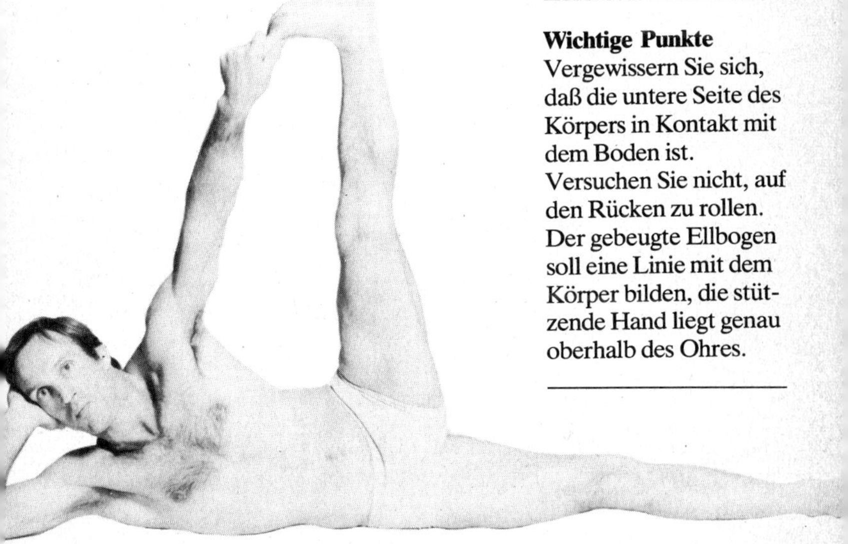

Wichtige Punkte
Vergewissern Sie sich, daß die untere Seite des Körpers in Kontakt mit dem Boden ist. Versuchen Sie nicht, auf den Rücken zu rollen. Der gebeugte Ellbogen soll eine Linie mit dem Körper bilden, die stützende Hand liegt genau oberhalb des Ohres.

Sirsasana Kopfstand

In der alten Tradition ist Sirsasana als der König der Asanas bekannt. Ebenso wie Sarvangasana ist diese Umkehrhaltung eine Wohltat für den gesamten Körper: die Schwerkraft, die nun entgegengesetzt der gewohnten Richtung arbeitet, wirkt verjüngend. Da es im Kopfstand keinen Kinnschluß gibt, kann das Blut ungehindert zum Gehirn strömen, wobei es geistige Ermüdung beseitigt und die Hypophyse und die Zirbeldrüse durchströmt, die Wachstum und Gesundheit des Körpers kontrollieren. Bevor der Anfänger im Yoga den Kopfstand versucht, sollte er Sarvangasana und die anderen aufrechten Stellungen beherrschen. Wenn Sie Sirsasana zu üben beginnen, sollte dies vor den anderen Stellungen geschehen, solange der Körper noch frisch ist.

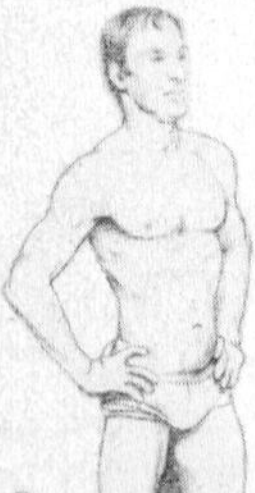

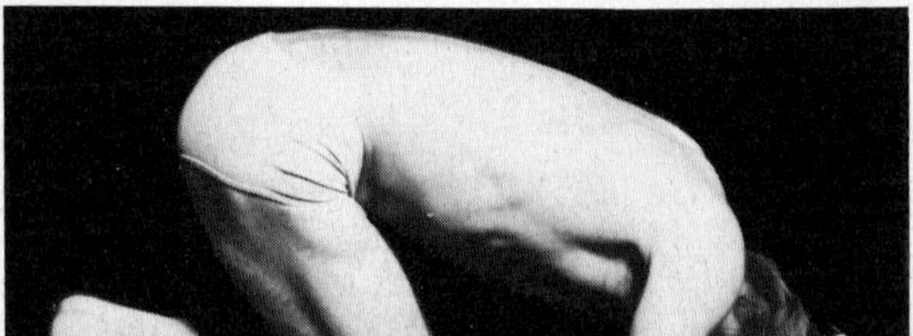

Knien Sie sich auf den Boden vor Ihre Decke, die mehrfach gefaltet ist. Verschränken Sie die Finger fest. Sie legen den Kopf mit dem Scheitel auf die Decke, wobei der Hinterkopf gegen die verschränkten Hände drückt. Sie strecken die Beine und laufen auf den Zehen zum Kopf hin. Ausatmend heben Sie dann beide Beine gleichzeitig, so daß Sie im Gleichgewicht sind, wie auf der Abb. rechts gezeigt. Halten Sie diese Asana so lange wie möglich, dann beugen Sie die Knie und lassen die Beine langsam wieder sinken.
Die Ellbogen sollten nicht weiter auseinander stehen als die Schultern.

Das Gewicht des Körpers sollte ausschließlich auf dem Scheitel ruhen. Der Körper ist gerade – Hinterkopf, Rumpf, die Rückseiten der Oberschenkel und die Fersen bilden eine Linie. Taille und Hüften werden nicht nach vorn geschoben. Strecken Sie die Beine vollkommen, besonders die rückwärtigen Muskeln.

Der Anfänger sollte sich von einem Lehrer oder einem Freund helfen lassen oder sich an einer Wand abstützen (mit zehn Zentimeter Abstand, möglichst in einer Ecke). Der Körper sollte wie in Tadasana auf Seite 56 stehen, nur umgekehrt.

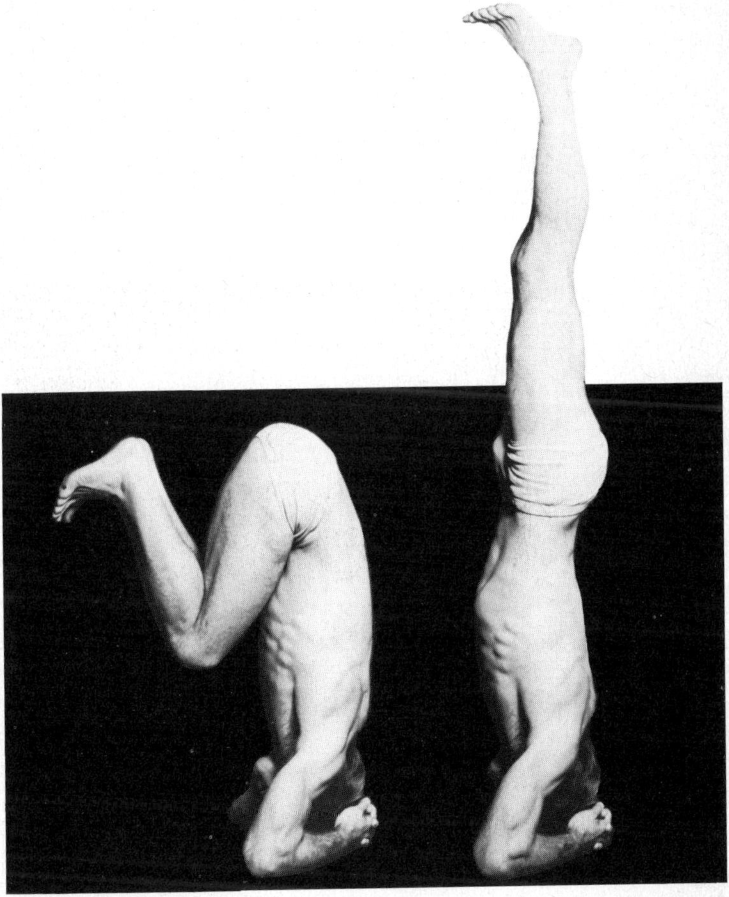

Padmasana Lotussitz

Der Lotussitz ist die klassische Meditationshaltung im Yoga. In ihr werden die Beine so gehalten, daß man nicht umfallen kann und keine Muskelkraft nötig ist, um die Beine in dieser Stellung zu belassen. Der Rücken ist ganz gerade. All dies führt zu einem aufmerksamen, entspannten Geisteszustand. Wenn Knie und Fußgelenke geschmeidig genug sind, ist der Lotus eine entspannende Haltung, in der man lange ohne Anstrengung sitzen kann. Die Hatha-Yoga-Pradipika beschreibt in wunderbarer Einfachheit, wie man den Lotussitz einnimmt: »Lege jeden Fuß auf den jeweils gegenüberliegenden Oberschenkel.« Bevor man dazu in der Lage ist, können unter Umständen mehrere Jahre der Übung vergehen. Gelingt die Stellung nicht, so beginnt man mit Ardha Padmasana, wie auf der Abbildung Seite 141 gezeigt.

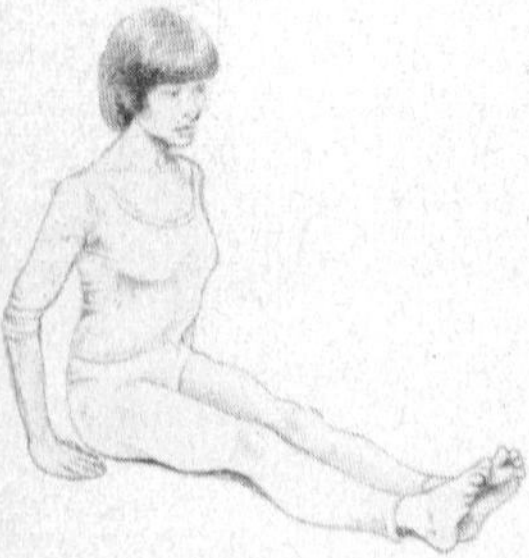

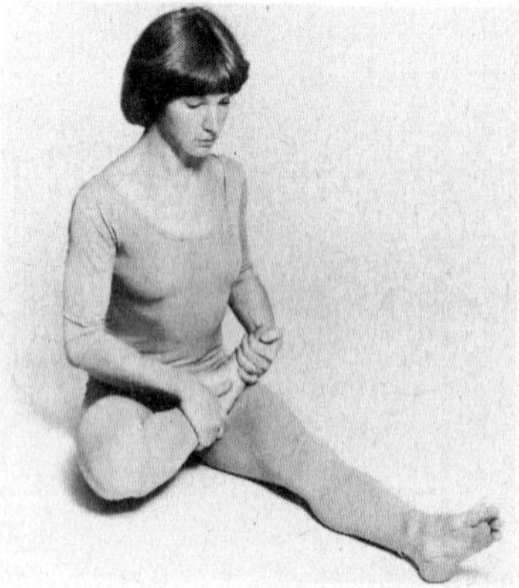

Sie setzen sich in Dandasana, beugen das rechte Knie, umfassen den rechten Fuß und legen ihn auf den linken Oberschenkel, so daß die Ferse nahe bei dem Nabel liegt. Dann beugen Sie das linke Bein, nehmen den rechten Fuß und legen ihn in der gleichen Position auf den rechten Oberschenkel. Die Fußsohlen sind nach oben gedreht.

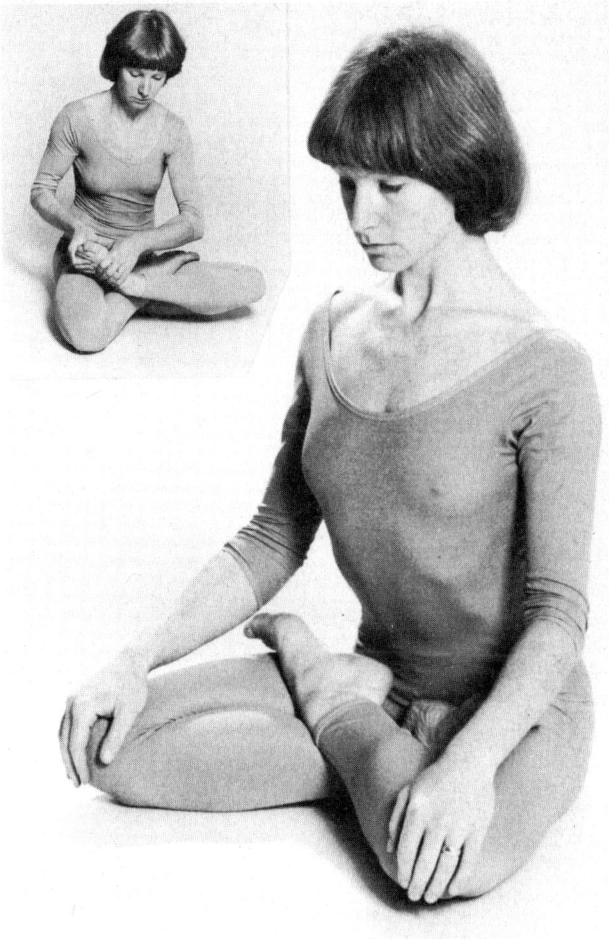

Strecken Sie die Wirbelsäule von ihrer Basis bis zum Nacken. Legen Sie die Hände entweder auf die Knie oder die Handflächen an der Stelle aufeinander, wo sich die Füße kreuzen.
Wechseln Sie die Beinhaltung, so daß der rechte Fuß über dem linken zu liegen kommt.

Pranayama Atemübungen

Pranayama ist die Beherrschung des Atems und das vierte der acht klassischen Glieder des Yoga. Der Atmung wird im Yoga große Bedeutung beigemessen, nicht nur, weil sie den Körper am Leben hält und ihn mit Sauerstoff versorgt, sondern auch, weil man glaubt, daß sie Lebenskraft in den Organismus hineinzieht. Diese Kraft, Prana genannt, wird als Lebenskraft oder kosmische Energie beschrieben, und sie wird oft als psychische Energie verstanden.
Prana bedeutet Atem oder Lebenskraft, und Ayama ist die Pause. Pranayama-Übungen bestehen aus Kombinationen von Atemtechniken wie dem Abwechseln der Nasenlöcher beim Atmen und verlängertem Luft-

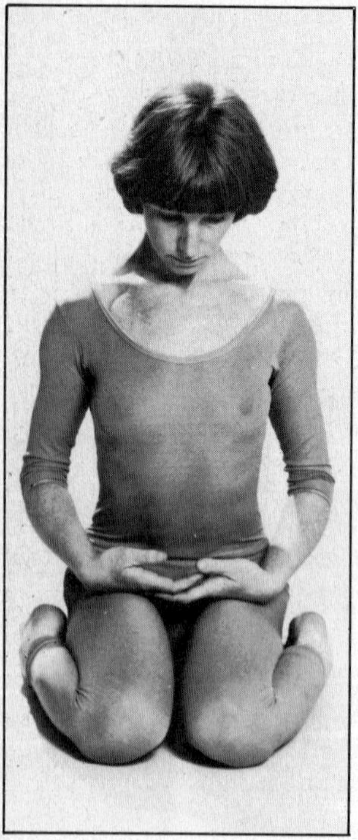

Virasana, eine einfache Stellung für die tiefe Atmung. Diese knieende Haltung kann man auch in der Meditation einnehmen.

anhalten. Falsche Durchführung von Pranayama kann zu Schäden an Herz, Lunge und Nervensystem führen. Zwischen dem Atmen und der psychischen Verfassung besteht ein enger Zusammenhang (beobachten Sie Ihren Atem, wenn Sie ruhig oder im Halbschlaf sind und vergleichen Sie ihn mit Ihrer Atmung bei Nervosität oder Aufregung). Für Yogis ist der Atem die Brücke zwischen Körper und Geist, zwischen Bewußtem und Unbewußtem.

Bevor man als Yoga-Neuling mit Pranayama beginnt, sollte man seine tägliche Atmung verbessern lernen. Viele Menschen gebrauchen nur einen Teil ihrer Lungen, so daß ihr Atem flach und schnell geht. Das bewirkt, daß dem Körpergewebe Sauerstoff vorenthalten wird, die Lunge nicht alle während der Atmung produzierten Abfallstoffe los wird und selbst die Nieren und Därme unwirksamer arbeiten, denn sie werden erst durch die tiefe Atmung von der Bewegung des Zwerchfells angeregt. Das ganze System wird träge, und das Herz wird strapaziert.

Ujjayi

Diese vorbereitende Übung kann selbst beim Gehen gemacht werden, wenn man hinreichend mit ihr vertraut ist. Sie besteht aus langsamem, rhythmischem Atmen, das Brustkorb und Lungen dehnt, die Nerven beruhigt und den Organismus anregt. Zuerst setzen oder legen Sie sich mit geradem Rücken auf den Boden. Sie beginnen mit tiefem Ausatmen, dann dehnen Sie beim Einatmen die Brust. Die Nasenflügel werden nicht zusammengezogen, sondern entspannt gelassen, während man die Muskeln im Naseninnern leicht anspannt, um den Durchfluß der Luft zu fühlen. Dadurch entsteht ein Ton, der leisem Schnarchen ähnelt. Atmen Sie weiter rhythmisch ein und aus, und beobachten Sie die Bewegung der oberen Rippen, der Brust und des Bauches, die sich beim Ausatmen zusammenziehen und beim Einatmen ausdehnen. Ziehen Sie beim Ausatmen die Bauchmuskeln fest ein, um so viel Luft wie möglich auszustoßen.

Die Meditation

Die religiösen Philosophien des Ostens wie Vedanta und Buddhismus gründen auf der Erfahrung der Meditation. In allen großen Religionen, auch im Christentum, finden sich Meditationsübungen, die auf der Annahme basieren, daß die Wahrheit in unserem eigenen Bewußtsein und nicht außerhalb gefunden werden kann. Indem wir unseren Geist erforschen, werden wir auf einen Teil unseres Selbst aufmerksam, der jenseits des gewöhnlichen Bewußtseins liegt, dieses also transzendiert; daher auch der Name transzendentale Meditation.

Es gibt unterschiedliche Erklärungen der Meditationserfahrung. Der Hindu-Vedanta spricht vom Erkennen des Selbst, das der universale Geist in allen Dingen ist (Brahma). Im Buddhismus ist die Rede vom Erkennen des ›Nicht-Selbst‹. Jedoch wissen beide um die Erfahrung, in der das Ich-Bewußtsein verschwindet, so daß der Mensch oder Seher eins wird mit dem Gesehenen, und ein vollkommenes Fehlen des Selbst-Bewußtseins im eigentlichen Sinn des Wortes die Folge ist. Diese Erfahrung wird im allgemeinen Samadhi genannt, und sie ist die dritte der traditionellen Stufen der Yoga-Meditation. Die beiden vorgehenden Stufen sind Dharana, die Konzentration auf ein Objekt, und Dhyana, die Kontemplation. Die Yoga-Sutras beschreiben Dharana als die »Vereinigung von Geist und Objekt« und Samadhi als »Erleuchtung, in der die Vereinigung als solche verschwindet und nur die Bedeutung des Objekts gegenwärtig ist, auf das sich die Aufmerksamkeit richtet.«

In Samadhi stören den Geist keine ablenkenden Gedanken, so daß er wie ein Spiegel das wiedergibt, worauf er sich richtet, entweder ein Objekt oder das eigene innere Selbst. Man hat Samadhi mit einem See verglichen, auf dem sich die Wellen und Kräuselungen immer mehr beruhigen, bis die Oberfläche glatt genug ist, um eine klare Spiegelung wiederzugeben.

Dieser Vorgang, die Beruhigung der Wellen, findet während der Meditation statt; er kann tatsächlich bereits in den Yoga-Stellungen und der Entspannung eintreten. Die Fähigkeit, den Geist auf diese Weise zu »leeren«, kann man auch im Alltag anwenden, so daß man lernt, die Dinge zu sehen, wie sie sind, unverzerrt durch die eigenen Vorurteile.

Es gibt unzählige Methoden, die den Geist frei machen, und jeder muß herausfinden, welche ihm am meisten zusagt. Hier sind einige dieser Techniken: Konzentration auf ein wirkliches oder nur vorgestelltes Bild

oder Objekt; Konzentration auf ein Zitat; laute oder innere, stille Wiederholung von Tönen (Mantras); Konzentration auf das Geräusch des eigenen Atems (auch eine Art Mantra).
Eine der besten Übungen für den Anfänger ist die Methode der Selbstbeobachtung, in der man seine Gedanken wie sonst wandern läßt, doch anstatt sich von ihnen mitziehen zu lassen, beobachtet man, was das Gehirn tut. Von Natur aus folgt der Geist durch Assoziation verbundenen Gedankengängen, die oft durch Sinneseindrücke hervorgerufen werden. Er erinnert sich an vergangene Ereignisse und plant die Zukunft. Versuchen Sie, sich nicht von diesen Gedanken mitreißen zu lassen; beobachten Sie nur, wie sie kommen und vergehen. Wenn Sie beginnen, sich von ihnen mitziehen zu lassen, bringen Sie sich in die

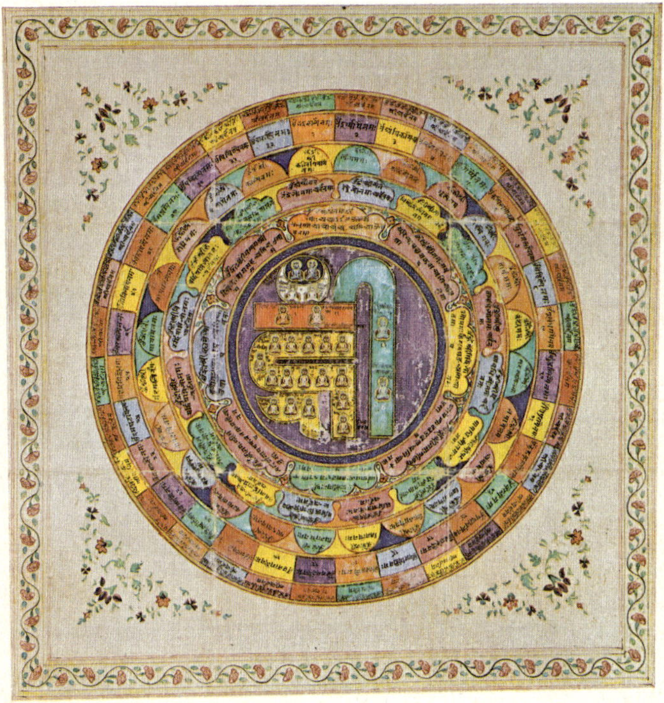

Symbolische Diagramme oder Yantras wie dieses zeigen das heilige Symbol Aum, das eine traditionelle Meditationshilfe ist.

Gegenwart zurück, indem Sie beobachten, was sich in diesem Augenblick im Gehirn und im Körper ereignet. Kein Gedanke darf unterdrückt werden, selbst wenn er unerwartet aus dem Unterbewußtsein aufsteigt und Sie beunruhigt. Beobachten Sie ihn, aber identifizieren Sie sich nicht mit ihm.
Diese Methode ist eine wertvolle Hilfe zur Konzentration und Meditation. Man kann sie als eine Art ›aktive‹ Meditation bei jeder alltäglichen Tätigkeit praktizieren, indem man den Geist zu dem zurückbringt, was man im Moment tut.

Stellung

Wenn man etwa eine halbe Stunde stillsitzen und den Körper vergessen soll, dann ist eine bequeme Stellung äußerst wichtig. Das bedeutet nicht, daß man den Lotussitz einnehmen muß, sondern daß Rücken und Nacken gerade und in einer Linie ausgerichtet sein müssen, entweder aus eigener Kraft oder durch eine Stuhllehne oder den Boden gestützt. Das Kinn wird eingezogen, so daß die Ohren sich genau über den Schultern befinden. Auf dem Boden zu liegen, ist eine gute Stellung, doch schläft man dabei leicht ein.
Die symmetrischen Sitzhaltungen wie der Lotus erfordern die geringste Anstrengung. Jedoch müssen Menschen, die ihre natürliche Fähigkeit, so zu sitzen, verloren haben, lange üben, bevor sie eine bequeme Haltung mit gekreuzten Beinen einnehmen können. Der Lotus ist ideal für die Meditation, weil die Beine unbeweglich sind und so das Geradehal-

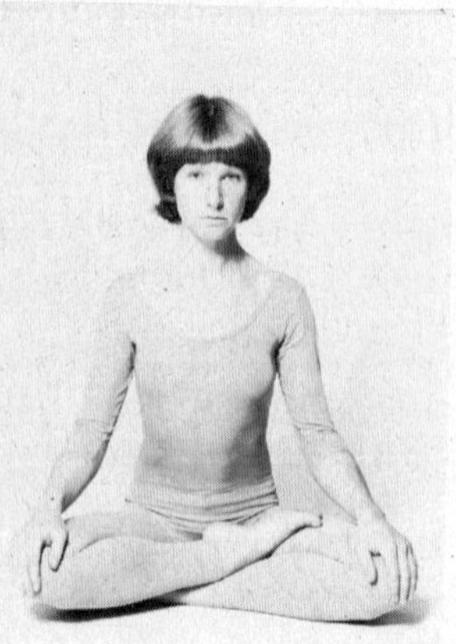

Es gibt verschiedene Variationen des Sitzes mit gekreuzten Beinen. Dieser halbe Lotus ist eine klassische Meditationshaltung. Sie kann sich für Menschen eignen, die nicht im vollen Lotus sitzen können. Lege einen Fuß nahe beim Körper auf den Boden, den anderen Fuß auf den gegenüberliegenden Oberschenkel oder direkt davor.

Ein Kissen unter dem Gesäß lindert das Ziehen in den Fußgelenken und den Knien und erleichtert das Sitzen mit geradem Rücken.

ten des Rückens erleichtern. Dieser Sitz ist jedoch sinnlos, solange er Schmerzen verursacht. Man kann auf andere Stellungen mit gekreuzten Beinen ausweichen, eine kniende Haltung einnehmen oder sich auf einen Stuhl mit gerader Lehne setzen.
Die Hände liegen entspannt auf den Knien oder den Oberschenkeln oder werden nahe dem Nabel gefaltet. Das Kinn ist eingezogen und der Blick etwa einen Meter vor dem Körper auf den Boden gerichtet.

Übung
Es ist sehr wichtig, eine gewisse Regelmäßigkeit in Meditationshaltung, Ort und Zeit zu beachten. Üben Sie jeden Tag zur selben Zeit in einem ruhigen, freundlichen Raum, morgens oder abends. Benutzen Sie dafür einen besonderen Teppich, Kissen oder Stuhl. Die Kleidung sollte lokker und bequem sein und warmhalten. Keine Hast – lassen Sie alles hinter sich, wenn Sie sich hinsetzen. Und erwarten Sie nichts. Versuchen Sie nicht, sich die Meditation im voraus vorzustellen. Die Übung soll ein angenehmes Mittel gegen die Hetze des Alltags sein. Sie nehmen sich mit voller Absicht frei. Wenn Sie das genügend geübt haben, kommen die Erfahrung und der Nutzen von allein.
Üben Sie so oft wie möglich und benutzen Sie die Ihnen angenehmste Methode. Sie beginnen zum Beispiel mit tiefer Atmung. Dann nehmen Sie bewußt eine innere Haltung der Liebe und Harmonie für jeden Menschen ein. Sie sitzen eine Zeitlang ruhig, beobachten den Geist und sind sich des gegenwärtigen Augenblicks bewußt. Dann konzentrieren Sie sich auf ein Objekt, mit dem Sie gute Assoziationen verknüpfen oder beobachten den Rhythmus des Atems. Dehnen Sie die Übung allmählich aus. Üben Sie regelmäßig, aber ohne Überanstrengung. Konzentration ist Entspannung.
Sie können ein Räucherstäbchen oder eine dünne Kerze zur Zeitmessung verwenden. Für viele Menschen ist eine Kerzenflamme ein gutes Konzentrationsobjekt. Beobachten Sie sie stetig, ohne die Augen anzustrengen. Dann können Sie versuchen, so lange wie möglich das Abbild der Flamme bei geschlossenen Augen auf der Netzhaut zu betrachten.
»Mit aufrechtem Körper, Kopf und Nacken, die in Stille ruhen und sich nicht bewegen; mit einem inneren Blick, der nicht ruhelos ist, sondern zwischen den Augenbrauen ruht . . . laß den Sucher die Seele in Ruhe zum Geiste führen, laß ihn sie für immer und immer wieder zum Geiste führen . . .
Dann ist seine Seele wie eine Lampe mit stetigem Licht, denn sie brennt geschützt dort, wo kein Wind hingelangt.« Bhagavadgita.

Planung eines Übungsprogramms

Auf dieser Seite findet sich ein Aufbauprogramm für Anfänger; arbeiten Sie in der ersten Woche mit der linken senkrechten Reihe, dann gehen Sie zur nächsten Farbe über usw. Auf der gegenüberliegenden Seite findet sich für den fortgeschrittenen Schüler eine Auswahl von Asanas für jeden Tag der Woche.

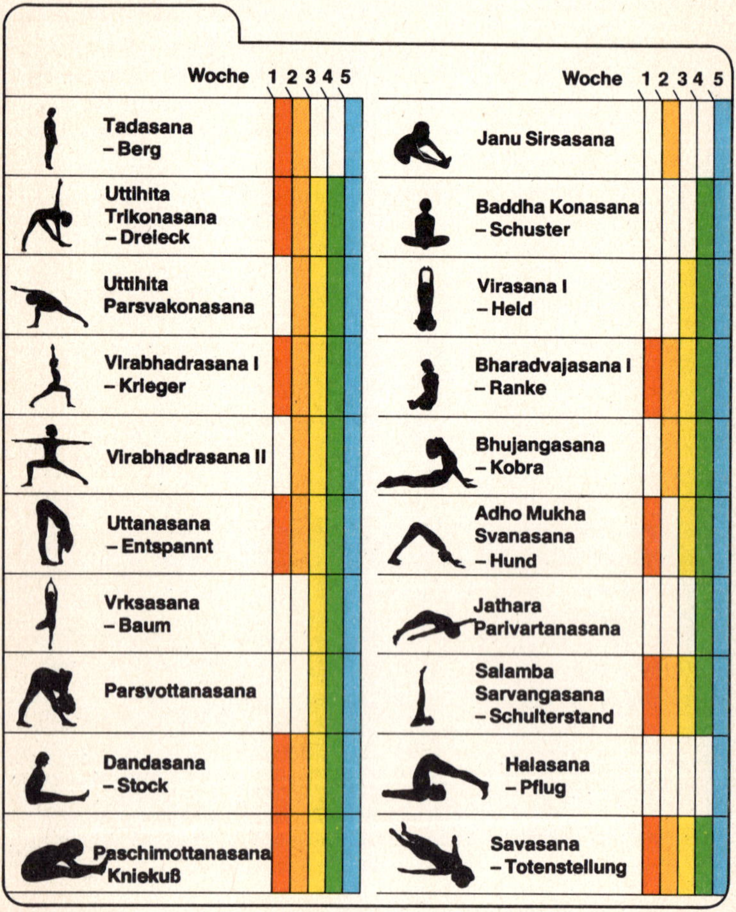

Die Anleitung gilt nur so lange, bis Sie Ihre eigene Übungsfolge entwickelt haben. Wenn möglich, üben Sie täglich Schulterstand und Kniekuß und beenden die Übungen immer mit Entspannung in der Totenstellung. Die Übungen können so aufgeteilt werden, daß Schulterstand, Pflug und Totenstellung abends und die übrigen Asanas morgens ausgeführt werden. Oder üben Sie die aufrechten Haltungen morgens und die übrigen abends. Wenn Sie den Kopfstand beherrschen, dann üben Sie ihn vor dem Schulterstand. Wenn Sie wirklich wenig Zeit haben, dann üben sie morgens das Sonnengebet (S. 108/109), abends: Hund oder Kobra, Kniekuß, Schulterstand, Pflug und Totenstellung.

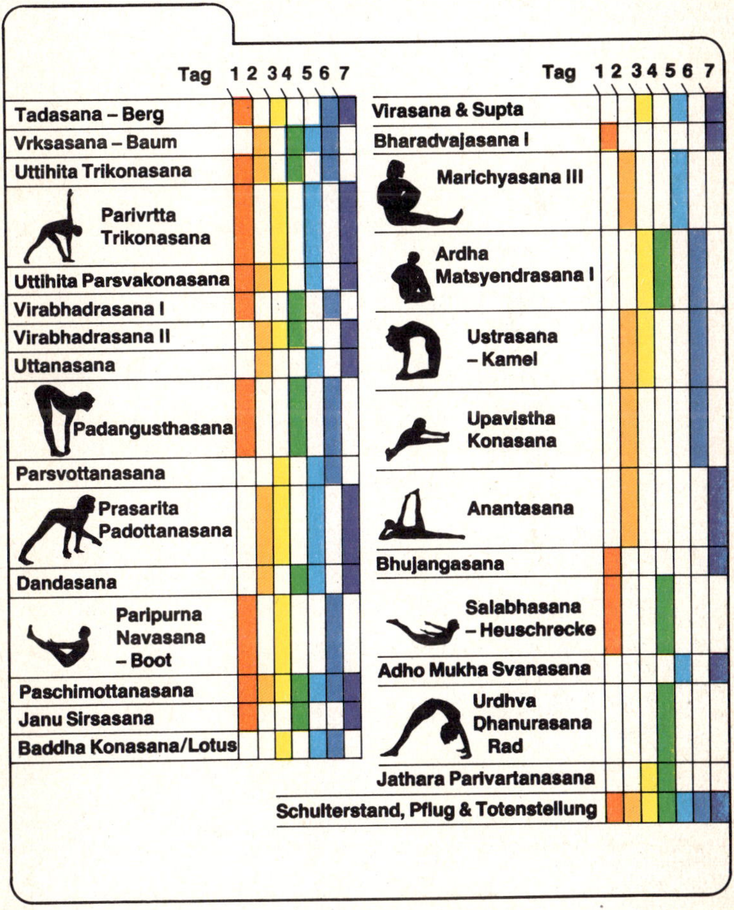

Weitere Yoga-Stellungen

Diese Liste von zusätzlichen Stellungen dient nur dem Überblick. Es gibt Hunderte von Asanas; ihre Zahl ist durch die Jahrhunderte ständig größer geworden, denn Hatha-Yoga ist eine experimentelle Wissenschaft. Es genügen jedoch wenige Asanas, um gesund zu bleiben.

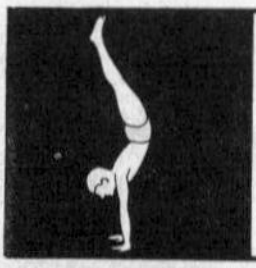

Adho Mukha Vrksasana

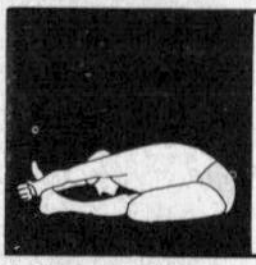

Ardha Baddha Padma Paschimottanasana

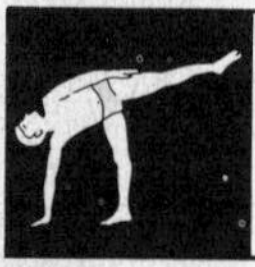

Ardha Chandrasana – Halbmond

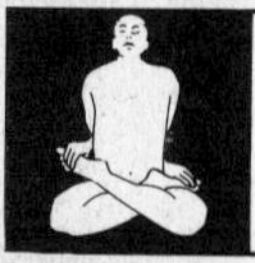

Baddha Padmasana – Geschlossener Lotus

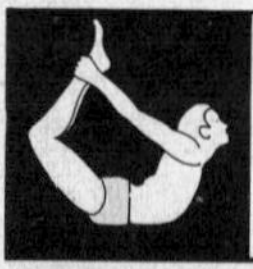

Dhanurasana – Bogen

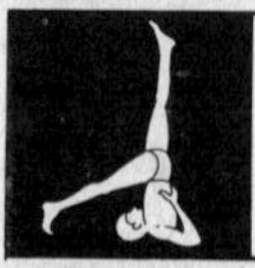

Eka Pada Sarvangasana

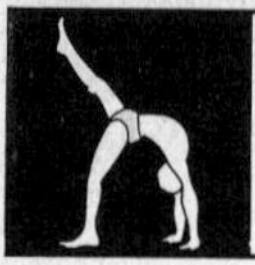

Eka Pada Urdhva Dhanurasana

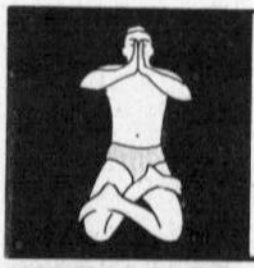

Goraksasana – Hirte

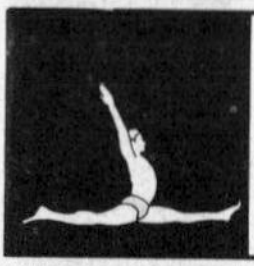

Hanumanasana

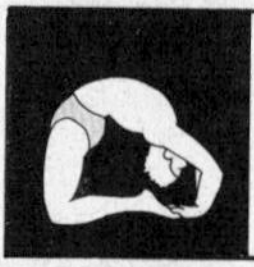

Kapotasana – Taube

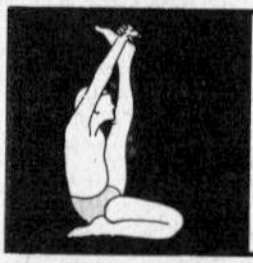

Krounchasana – Reiher

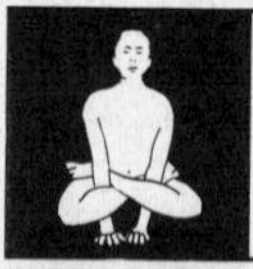

Kukkutasana – Hahn

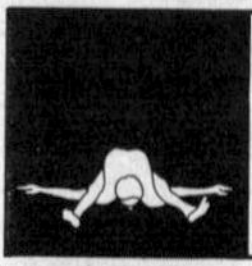

Kurmasana – Schildkröte

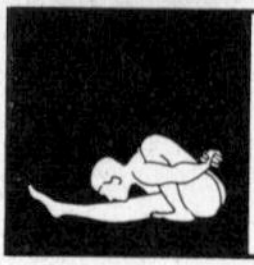

Marichyasana I

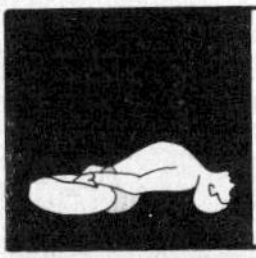

Matsyasana
– Fisch

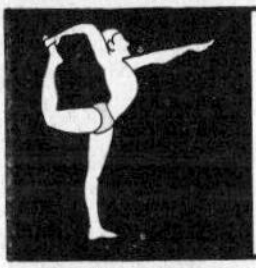

Natarajasana
– Herr des Tanzes

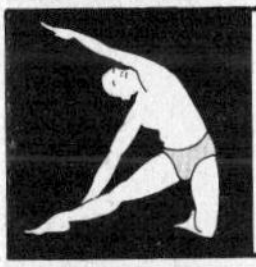

Parighasana
– Kreuzbalken

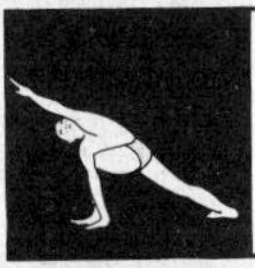

Parivrtta
Parsvakonasana

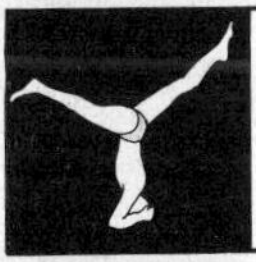

Parivrttaika Pada
Sirsasana

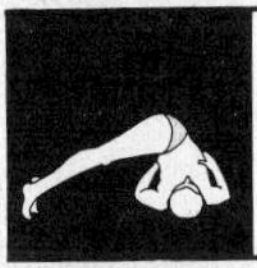

Parsva Halasana

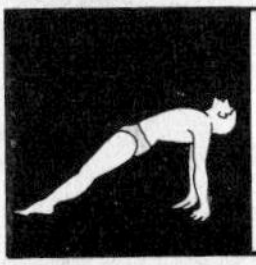

Purvottanasana

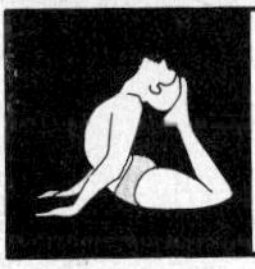

Rajakapotasana
– König der Tauben

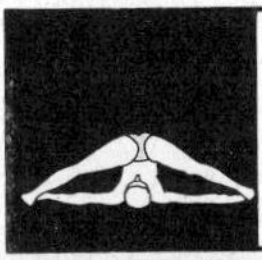

Supta Konasana

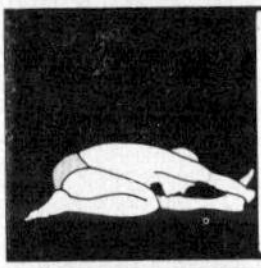

Triang
Mukhaikapada
Paschimottanasana

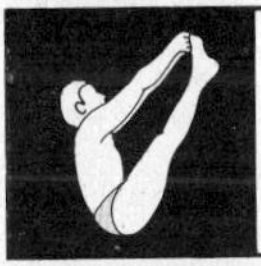

Ubhaya
Padangusthasana

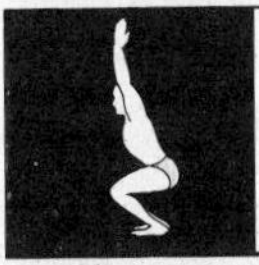

Utkatasana

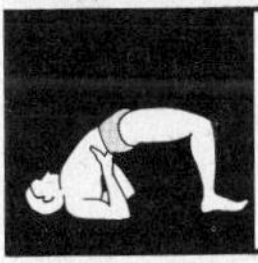

Uttana Mayurasana
– Pfau

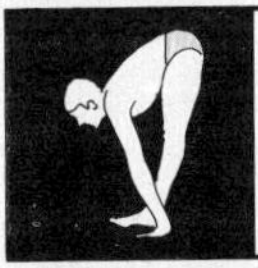

Uttanasana

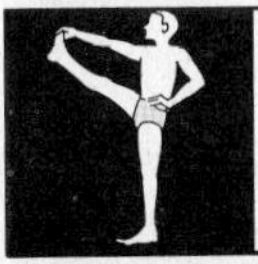

Uttihita Hasta
Padangusthasana

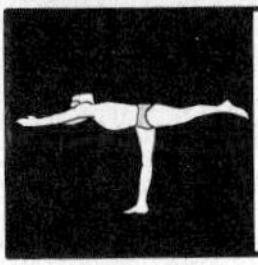

Virabhadrasana III

Erkrankungen heilen

Yoga trainiert den gesamten Körper so gründlich, daß die regelmäßige Übung einiger ausgewählter Stellungen fast jede Erkrankung heilen und verhindern hilft.

Menschen mit Rückenproblemen und steifen Gelenken merken eine Besserung, denn Yoga wirkt insbesondere auf die Wirbelsäule, die Muskeln und die Gelenke. Yoga beseitigt Spannungen, die durch psychische Gründe im Körper entstanden sind und kann damit die »rätselhaften« Kopfschmerzen, Bauchweh und andere Beschwerden beheben, die keinen offensichtlichen physischen Grund haben.

Hier sind einige weitverbreitete kleine Leiden, die Yoga heilen kann: schlechte Durchblutung, Verdauungsstörungen, Verstopfung, Übergewicht, schlechte Körperhaltung, Mattigkeit, Schlaflosigkeit und Regelbeschwerden. Wenn Sie keines dieser Probleme haben, dann hält Yoga weiterhin gesund!

Sind Ihre Beschwerden jedoch ernsthafterer Natur, wie sehr hoher Blutdruck, Bandscheibenschäden oder Herzbeschwerden, dann befragen Sie Ihren Arzt und einen erfahrenen Lehrer, bevor Sie mit Yoga anfangen. Yoga kann auch in diesen Fällen helfen, doch ist es äußerst wichtig zu erfahren, welche Stellungen empfehlenswert sind und welche gefährlich sein können.

In der folgenden Übersicht stehen die häufigsten Beschwerden mit einer Auswahl von Stellungen, die besonders wohltuend wirken. Es sind nur in diesem Buch beschriebene Asanas aufgeführt.

Arthritis im mittleren Rücken: die aufrechten Stellungen, Paschimottanasana, Bhujangasana, Adho Mukha Svanasana, Sarvangasana, Bharadvajasana, Marichyasana, Ardha Matsyendrasana.

Arthritis im unteren Rücken: die aufrechten Stellungen, Uttanasana, Sarvangasana, Bharadvajasana, Marichyasana, Ardha Matsyendrasana, Salabhasana.

Arthritis in den Schultern: die aufrechten Stellungen, Halasana, Virasana, Paschimottanasana, Ardha Matsyendrasana, Bharadvajasana.

Bandscheibenvorfall (befragen Sie einen Arzt und einen guten Yogalehrer): die aufrechten Stellungen, Padangusthasana, Paschimottanasana, Salabhasana, Ustrasana, Bhujangasana, Adho Mukha Svanasana, Sarvangasana.

Blutdruck (hoher): Halasana, Sarvangasana, Paschimottanasana.
Blutdruck (niedriger): Sirsasana.
Erschöpfung: Sarvangasana, Halasana, Paschimottanasana, Uttanasana, Sirsasana, Savasana.
Fußgelenke, schwache: die aufrechten Stellungen, Virasana, Baddha Konasana, Bharadvajasana, Salabhasana, Ustrasana.
Gebärmutter, verlagerte: Sarvangasana, Sirsasana, Uttanasana, Padangusthasana, Dandasana, Baddha Konasana, Upavistha Konasana.
Kopfschmerzen: Sirsasana, Sarvangasana, Halasana, Paschimottanasana, Uttanasana, Savasana.
Menstruationsstörungen: Sirsasana, Sarvangasana (diese beiden nicht während der Menstruation), Paschimottanasana, Uttanasana, Virasana, Baddha Konasana, Upavistha Konasana.
Rückenschmerzen: Sarvangasana, die aufrechten Stellungen, Jathara Parivartanasana, Janu Sirsasana, Paschimottanasana, Ardha Matsyendrasana, Ustrasana, Salabhasana.
Runde Schultern: die aufrechten Stellungen, Salabhasana, Ustrasana, Padangusthasana, Uttanasana, Bhujangasana, Adho Mukha Svanasana, Janu Sirsasana, Upavistha Konasana, Bharadvajasana, Marichyasana, Ardha Matsyendrasana, Jathara Parivartanasana.
Schlafstörungen: Sirsasana, Sarvangasana, Paschimottanasana, Uttanasana, Savasana.
Verdauungsbeschwerden: die aufrechten Stellungen, Sirsasana, Sarvangasana, Jathara Parivartasana, Navasana, Salabhasana, Paschimottanasana, Supta Virasana.
Verstopfung: Sirsasana, Sarvangasana, die aufrechten Haltungen, Paschimottanasana, Jathara Parivartanasana.
Wehen (und während der Schwangerschaft): Virasana, Baddha Konasana, Savasana, Upavistha Konasana.

Meditation
Die Wirkungen der Meditation auf den Körper sind unter anderem: Verlangsamung des Stoffwechsels, Senkung des Blutdrucks und Herzschlags und eine bessere Durchblutung. Für Menschen mit hohem Blutdruck kann sich Meditation sehr hilfreich auswirken, ebenso für Menschen mit Ängsten jeder Art und Nervosität.
Eine vollständige Aufzählung der Stellungen für therapeutische Zwecke findet sich in B. K. S. Iyengars Buch *Licht auf Yoga.*

Begriffserklärungen

Sanskrit ist die alte Sprache der Arier und damit die älteste bekannte indo-europäische Sprache. Es bedeutet »gebildete« oder »aristokratische« Sprache und war vermutlich bis in die ersten Jahrhunderte nach Christus eine lebende Sprache. Weil die alten Schriften Indiens in Sanskrit verfaßt sind, gilt diese Sprache dort als heilig. Sie ist eng mit dem Alt-Iranischen verwandt, und ihre Schriftzeichen entstammen dem alten semitischen Alphabet.

Abhyasa: Übung.
Advaita: Nicht-Zweiheit; in der Vedanta-Philosophie, die nur eine Wirklichkeit anerkennt.
Ahamkara: Ego, Vorstellung vom »Ich«.
Ahimsa: Gewaltlosigkeit, gehört zu den Yamas.
Ajna Chakra: Das Chakra zwischen den Augenbrauen.
Anahata Chakra: Das Chakra in der Herzgegend.
Ananda: Glückseligkeit, endgültige Wirklichkeit.
Apana: Einer der fünf »vitalen Lebenshauche« des Körpers, der in der Beckenregion wirkt.
Arjuna: Krieger und Schüler des Gottes Krishna; für ihn sind die Ratschläge der Bhagavadgita bestimmt.
Asamprajnata Samadhi: Reines Bewußtsein (Samadhi), ohne Bezug auf ein Objekt oder eine Vorstellung.
Asanas: Körperstellungen.
Ashram: Ein »Zufluchtsort«, wo man von einem Lehrer im Yoga unterwiesen wird.
Astanga-Yoga: Das (von Patanjali beschriebene) Yoga-System aus acht »Gliedern« oder sich überschneidenden, unabhängigen Stufen.
Asteya: »Nichtgegebenes nicht zu nehmen«. Gebot der Yamas.
Astika: Orthodoxes, hinduistisches Philosophie-System.
Atman: Brahma, wie er sich im Individuum, im Selbst zeigt.
Aum: Om, die heilige Silbe, die für Brahma steht. Das oberste Mantra.

Bandha: Zusammenziehen von Muskeln im Hatha-Yoga, womit meist Körperausgänge wie Kehle oder Anus geschlossen werden.
Basti (oder Vasti): Eine Reinigungsübung im Hatha-Yoga, zum Reinigen der Eingeweide.
Bhagava: Der »Erhabene«.
Bhagavadgita: Berühmtes Werk über Yoga etwa aus dem dritten Jahrhundert vor Christus, Teil des Epos Mahabharata. Eines der heiligsten Bücher Indiens.

Bhakti: Hingabe, Anbetung.
Bhakti-Yoga: Yoga der Anbetung oder Hingabe.
Bhastrika: Der »Blasebalg«-Atem, Form der schnellen Atmung.
Bija: Same, Meditations-Objekt.
Bija-Mantra: Kurzes Mantra, zu einem der Chakras gehörig.
Brahma: Der schöpferische Teil von Brahman, dem ersten der dreieinigen Hindu-Gottheit.
Brahmacharya: Sexuelle Enthaltsamkeit oder Mäßigkeit.
Brahman: Das Absolute, die Höchste Wirklichkeit.
Brahma-Sutras: Die Sutras (kurze Erläuterungen) fassen die Vedanta-Philosophie zusammen und werden Badarayana zugeschrieben.
Brahmin: Angehöriger der hinduistischen Priesterklasse.
Buddha: Begründer des Buddhismus, 6. Jahrhundert vor Christus.

Chakras: Wörtlich »Räder«; Zentren der Lebensenergie im Körper.
Chela: Lernender, Schüler.
Chit: Reines Bewußtsein.
Chitta: Alle geistigen, seelischen Prozesse und Funktionen, die die Psyche des Menschen bilden.

Darshana: Wahrnehmung (der Wahrheit), bezeichnet eine Philosophie.
Devas: Götter.
Devis: Göttinnen.
Dharana: Konzentration, sechstes Glied im Yoga.
Dhauti: Eine Reinigungstechnik des Hatha-Yoga, bei der man ein Stück Stoff verschluckt, um den Magen zu reinigen.
Dhyana: Meditation, Versenkung, siebtes Glied des Yoga.
Duhkha: Leiden.
Dvesha: Haß oder Abneigung, eine der Kleshas.

Ekagra: Ein Geisteszustand, in dem das Bewußtsein auf einen Punkt gerichtet ist.

Gheranda Samhita: Klassisches Werk über Hatha-Yoga.
Gita: Siehe Bhagavadgita.
Goraksanatha: Gilt als Begründer des Hatha-Yoga.
Goraksa Samhita: Klassisches Werk über Hatha-Yoga.
Guna: Wörtlich »Seil«. Eine der drei kosmischen Eigenschaften oder Kräfte, aus denen die gesamte Natur besteht.
Guru: Lehrer, Führer, besonders für geistige Belange.

Ha: Sonne.
Hatha: Anstrengung, Kraft; Sonne – Mond.
Hatha-Yoga: Körper-Yoga.

Ida Nadi: »Kanal« oder »Nerv«, der Prana vom linken Nasenloch an der linken Seite der Wirbelsäule herabführt.

Indra: Kriegsgott der Veden.
Indriya: Die Sinne.
Ishvara: Gott; die persönliche Manifestation von Brahma.
Ishvarakrishna: Verfasser des Kommentars zu den verlorenen Sutras von Kapila, in denen die Samkhya-Philosophie dargelegt wird.
Ishvara Pranidhana: Verehrung Gottes, eine der Niyamas.

Japa: Wiederholung von Mantras.
Jalandara Bandha: Kinnschluß im Hatha-Yoga.
Jiva: Das Ego, die Seele.
Jivanmukta: Die erlöste Seele, die sich noch in einem menschlichen Körper befindet.
Jivatman: Die Manifestation Brahmas in der individuellen Seele.
Jnana: Höheres Wissen, besonders spiritueller Natur.
Jnana Mudra: Handgebärde, in der Daumen und Zeigefinger einen Kreis bilden; wird in der Meditation verwendet.

Kaivalya: Befreiung der Seele.
Kala: Zeit.
Kanda: Ruheplatz von Kundalini, kurz oberhalb des Afters.
Kapila: Verfasser der eigentlichen Samkhya Sutras.
Karma: Handlung und die Auswirkungen des Handelns.
Karma-Yoga: Yoga der Tat, der Loslösung von den Ergebnissen des eigenen Handelns.
Klesha: Leid, Qual.
Krishna: Eine göttliche Inkarnation Vishnus, der Sprecher in der Bhagavadgita.
Kriya: Handlung.
Kumbhaka: Zurückhalten des Atems.
Kundalini: Lebenskraft an der Basis der Wirbelsäule, dargestellt als eine zusammengerollte, schlafende Schlange.

Laya: Versinken, in Schlaf fallen.
Laya-Yoga: Yoga, in dem Körperfunktionen aufhören und Energie für die innere Erfahrung von Samadhi freisetzen.
Lingam: Phallussymbol.

Mahabharata: Altes Epos, in dem die Bhagavadgita enthalten ist.
Mahadeva: »Großer Gott«, Shiva.
Mahavira: Begründer des Jainismus.
Maithuna: Ritueller Geschlechtsverkehr im Tantra-Yoga.
Manas: Das niedere Bewußtsein; intellektuelles Urteilen, Auswahl und Sinneskontrolle.
Mandala: Heilige Symbole des Universums innerhalb eines Kreises und eines Quadrats.
Manipura: Das Chakra in der Gegend des Sonnengeflechts.

Mantra: Heiliger Ton, der in der Meditation wiederholt wird.
Marga: Weg zu einem spirituellen Ziel.
Maya: In der Vedanta Schöpferkraft des Kosmos, bisweilen auch als Illusion übersetzt.
Meru: In der Mythologie der Berg, der die Welt trägt. Im Hatha-Yoga das Zentrum der Wirbelsäule.
Mimamsa: Eines der sechs hinduistischen Philosophie-Systeme.
Moksa: Befreiung der Seele.
Mudra: Gebärde oder Stellung, die psychische Energie anregt und kontrolliert.
Mukti: Befreiung der Seele.
Muladhara: Das unterste Chakra an der Basis der Wirbelsäule.
Muni: Weiser.

Nada: Mystischer Ton des Universums.
Nadi: Kanal im feinstofflichen Körper, durch den Prana fließt.
Narayana: Ein Name für Vishnu.
Nastika: Unorthodox, bezieht sich auf den Buddhismus und den Jainismus.
Nauli: Eine der Reinigungstechniken des Hatha-Yoga, eine Bauchübung.
Neti: Technik zur Nasenreinigung.
Nirvana: Erleuchtung oder Befreiung der Seele, wenn die Begierden enden; wird besonders im Buddhismus verwendet.
Niyama: Fünf Regeln, Teil der ethischen Gesetze für alle Yogis. Das zweite der acht »Glieder« des klassischen Yoga.
Nyaya: Eines der sechs hinduistischen Philosophie-Systeme.

Om: Siehe Aum.

Padma: Lotus.
Padmasana: Lotussitz.
Pandit: Gelehrtentitel.
Paramatma: Das höchste Selbst.
Parinama: Umwandlung der Prakriti-Welt.
Pingala Nadi: Kanal, in dem Prana vom rechten Nasenloch an der rechten Seite der Wirbelsäule herabgeführt wird.
Prakriti: Die geeignetste Form der Natur, der Kosmos.
Pralaya: Periodische Auflösung der Welt.
Prana: Atem, Lebenskraft.
Pranavah: Name Gottes, Om.
Pranayama: Atemkontrolle, »verlängerte Atmung«.
Pratyahara: »Zurückziehen der Sinne« von der Außenwelt. Fünftes Glied im Yoga.
Puraka: Einatmen.
Puranas: Buch mit alten Erzählungen von der Weltschöpfung.
Purusa: Höchstes Bewußtsein oder die individuelle Seele.

Rajas: Eine der drei Gunas, kosmische Kraft der Bewegung.

Raja-Yoga: Yoga der Gedankenbeherrschung.
Rama: Ein legendärer Hindu-König, eine göttliche Reinkarnation Vishnus und der Held des Epos Ramayana.
Rechaka: Ausatmen.
Rishi: Seher. Die Rishis sprechen kraft göttlicher Inspiration durch die Veden.
Rudra: Gott, eine Form Shivas.

Sahasrara Chakra: Chakra am Scheitel des Kopfes.
Samadhi: Zustand des Überbewußtseins, letztes der acht Glieder des Yoga.
Samkhya: Das hinduistische Philosophiesystem, auf dem die Yoga-Sutras des Patanjali gründen. Samkhya bedeutet wissenschaftliches Wissen.
Samprajnata Samadhi: Samadhi, das mit Hilfe eines Objekts oder Gedankens erreicht wird, auf den sich der Geist richtet.
Samsara: Das Rad der Wiedergeburt.
Samskaras: Gedankliche Eindrücke im Unterbewußten.
Samyama: Ausübung der Meditation, die letzten drei Glieder des Yoga: Dharana, Dhyana und Samadhi.
Santosha: Zufriedenheit, eine der fünf Niyamas.
Sat: Wirklichkeit, Wahrheit, Sein.
Sattva: Eine der drei Gunas, die kosmische Kraft von Bewußtsein und Ordnung.
Satya: Wahrheit, eine der fünf Yamas.
Shakti: Schöpfungskraft; Göttin, die diese Kraft darstellt.
Shanti: Frieden.
Sharira: Körper. Es gibt drei Körper: fest, feinstofflich, kausal.
Shastra: Schrift.
Shatkarma: Sechs Reinigungstechniken des Hatha-Yoga.
Shiva: Der dritte Gott in der Hindu-Dreifaltigkeit, der Verwandler und Zerstörer.
Shivasamhita: Buch über Hatha-Yoga.
Shri: Höfliche Anredeform.
Shunyaka: Zurückhalten des Ausatmens.
Siddha: »Ein Vollendeter«, Herrscher über okkulte Kräfte.
Siddhi: Kraft (besonders okkulte).
Siddhasana: Vollendete Haltung, Meditationssitz.
Sirsasana: Kopfstand.
Sruti: Schriften, göttliche Offenbarungen wie die Veden.
Surya Namaskar: Sonnengebet, eine Hatha-Yoga-Übung.
Susumna: Wichtigster Nadi und Weg für die Kundalini, führt durch das Zentrum der Wirbelsäule und die Hauptchakras.
Sutras: Zusammenfassende Darstellung einer Philosophie.
Swadhyaya: Studium, besonders Selbsterkenntnis, eine der fünf Niyamas.
Swadisthana: Das Chakra bei den Zeugungsorganen.
Swami: Herr, Weiser.
Swatmarama: Verfasser der Hatha-Yoga-Pradipika.

Tad Ekam: »Dieses Eine«, bezieht sich auf Brahma.
Tamas: Kosmische Kraft der Dunkelheit und Trägheit. Eine der drei Gunas.
Tanmatras: Energieeinheiten, die vor der Schöpfung von sinnlich wahrnehmbaren Dingen existieren.
Tantras: Schriften über rituelle religiöse Verehrung und Meditation.
Tapas: Disziplin, besonders des Körpers.
Tat: »Dieses«, Brahma.
Tattva: Sosein; die Wahrheit über etwas; auch ein Element, das sich aus den Gunas entwickelte.
Tattvam: Wahrheit, Einheit.
Tat Tvam Asi: »Das bist du«, Spruch aus den Upanishaden, in dem die Identität zwischen Gott und der individuellen Seele ausgedrückt wird.
Tha: Mond.
Trataka: Unbewegliches Blicken auf ein Objekt, zur Augenübung oder Meditation.

Udana: Einer der fünf »Lebenshauche« des Körpers.
Ujjayi: Technik des kontrollierten, hörbaren Atmens.
Upanishaden: Jüngster Teil der Veden, Quelle der Vedanta-Philosophie.

Vairagya: Entsagung; leidenschaftsloser Geisteszustand.
Vaisesika: Eines der sechs hinduistischen Philosophie-Systeme.
Vasistha: Siehe Yoga Vasistha.
Veden: Alte indische Literatur, Sammlung von Hymnen und Schriften. Es gibt vier Veden: Rig Veda, Yajur Veda, Sama Veda, Atharva Veda.
Vedanta: Die am weitesten verbreitete Hindu-Philosophie. Die letzte Form der Veden.
Vishnu: Der zweite Gott der Hindu-Dreifaltigkeit, der Erhalter des Lebens.
Visuddha: Chakra am Kehlkopf.
Viveka: Samkhya-Bezeichnung: Unterscheidung zwischen Ich und Selbst.
Vratyas: Alte Bruderschaft, die in den Veden erwähnt wird, wahrscheinlich frühe Yogis.
Vritti: Gedankenschwingungen, Neigungen.

Yama: Fünf Verhaltensregeln, die zusammen mit Niyama die ethischen Gesetze für Yogis bilden.
Yantra: Ein Meditationsdiagramm, das aus einem geometrischen Muster von Dreiecken in einem Kreis in einem Quadrat besteht.
Yogarudha: Erfahrener Yogi.
Yoga Upanishaden: Nachklassisches Werk über Yoga.
Yoga Vasistha: Philosophisches Werk über Yoga von Valmiki.
Yogi, Yogin: Einer, der Yoga ausübt.
Yogini: Weiblicher Yogi.

Literaturliste (Auswahl)

Aurobindo, Sri.: Der integrale Yoga. Reinbek 1957
Aurobindo, Sri: Alles Leben ist Yoga. München 1977
Aurobindo, Sri: Stufen der Vollendung. München 1957
Avalon, Arthur: Die Schlangenkraft. München 1961
Brunton, Paul: Als Einsiedler im Himalaya. München 1975
Evans-Wentz, W. Y.: Der geheime Pfad zur großen Befreiung. München o. J.
Evans-Wentz, W. Y.: Das tibetanische Totenbuch o. A.
Evans-Wentz, W. Y.: Milarepa – Tibets großer Yogi. München 1973
Hecker, Hellmuth: Das Leben des Buddha. Buddh. Seminar Wissen und Wandel. Hamburg 1973
Hecker, Hellmuth: Die Ethik des Buddha. Buddh. Seminar Wissen und Wandel. Hamburg 1976
Indra Devi: Ein neues Leben durch Yoga. Genf 1965
Indra Devi: Yoga – leicht gemacht. München 1978
Iyengar, B. K. S.: Licht auf Yoga. München 1975
Krishna, Gopi: Kundalini. München 1968
Krishna, Gopi: Die neue Dimension des Yoga. München 1975
Krishnamurti Jiddu: Gespräche über das Sein, München 1977
Krishnamurti, Jiddu: Gespräche in Saanen. Berlin o. J.
Kupfer, Karl-Heinz: Yoga von A–Z. Düsseldorf 1979
Lindenberg, Wladimir: Yoga in den Augen des Arztes. Berlin 1960
Lysebeth, Andre van: Yoga für Menschen von heute. München 1970
Lysebeth, Andre van: Durch Yoga zum eigenen Selbst. München 1973
Lysebeth, Andre van: Die große Kraft des Atems. München 1975
Mishra, Rammurti: Vollendung durch Yoga. München 1974
Paramahansa, Yoganda: Autobiographie eines Yogi. München 1973
Patanjali: Die Wurzeln des Yoga. München 1978
Radhakrishnan, S.: Die Baghavadgita. Wiesbaden o. J.
Ramakrishna: Leben und Gleichnis. München 1975
Ryborz: Entspannt durch Bewußtseinstraining. Düsseldorf 1973
Seel, Wolfgang: Yoga für Autofahrer. Gladenbach 1972
Tilmann, Klemens: Die Führung zur Meditation. Köln 1971
Vinoba Bhave: Gespräche über die Gita. Gladenbach 1974
Weiss, Hartmut: Yoga-Meditation. Düsseldorf 1978
Zebroff, Kareen: Yoga für Jeden. Düsseldorf 1973

Anschriften

Zeitschriften

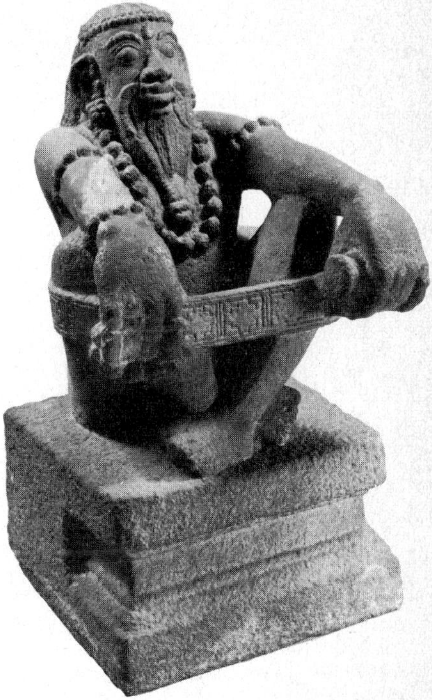

Yoga im Westen,
Zeitschrift des
Deutschen Yoga-Instituts
Steinlachallee 34
7400 Tübingen

Yoga in Ost und West
Obere Weinsteige 26
7000 Stuttgart 70

Yoga und unsere Welt
Schubartstraße 42
7250 Leonberg

Yoga – der Pfad zur Vollendung
Heinrich Schwab
7070 Schopfheim

Yoga-Institutionen

Deutsche Yoga-Gesellschaft e. V. (DYG)
Rüggenstraße 4
5810 Witten-Stockum

Deutsches Yoga-Institut e. V. für Forschung, Pflege und Praxis (DYI)
Steinlachallee 34
7400 Tübingen

Berufsverband Deutscher Yogalehrer e. V. (BDY)
Bremer Straße 64
2870 Delmenhorst

Bildnachweis

Zeichnungen:
Anne Isseyegh
QED

Fotos:
Heather Angel: 20
Archiv für Kunst und Geschichte: 8, 24, 141
Chester Beatty Library: 33
John Cutten: 43
Werner Forman: 13, 40
Paul Forrester: 56–142
Hamlyn/Ben Rose Photography Inc./Scientific American Magazine: 44
Victor Kennet: 28, 29, 21 unten
Keystone: 48
Bury Peerless: 11, 13, 21
Popperfoto: 14, 15, 37, 47, 49
Radio Times Hulton Picture Library: 34, 35
Ramakrishna Vivekenanda Centre: 13, 14
Richard & Sally Greenhill: 12
SEF: 19, 41
Victoria & Albert Museum: 25